Saima Sultan
Tasneem S. Ain
Seema Chaudhary

Avanços recentes no tratamento da polpa na dentição decídua

Saima Sultan
Tasneem S. Ain
Seema Chaudhary

Avanços recentes no tratamento da polpa na dentição decídua

ScienciaScripts

Cover image: www.ingimage.com

This book is a translation from the original published under ISBN 978-620-2-30923-3.

Publisher:
Sciencia Scripts
is a trademark of
Dodo Books Indian Ocean Ltd. and OmniScriptum S.R.L publishing group

120 High Road, East Finchley, London, N2 9ED, United Kingdom
Str. Armeneasca 28/1, office 1, Chisinau MD-2012, Republic of Moldova, Europe
Printed at: see last page
ISBN: 978-620-8-29088-7

ÍNDICE

CAPÍTULO 1

INTRODUÇÃO

A polpa dentária pode ser definida como um tecido conjuntivo de origem mesodérmica, ricamente vascularizado e inervado, envolvido por dentina e com comunicações com o ligamento periodontal.[1] A polpa tem a sua génese durante o início do desenvolvimento do dente, por volta da sexta semana de vida intra-uterina. O órgão pulpar presente dentro da cavidade pulpar pode ser distinguido em polpa coronal e polpa radicular rodeada por dentina em todos os lados, exceto no forame apical e nas aberturas acessórias do canal pulpar.

As polpas dos dentes decíduos são proporcionalmente maiores e os cornos pulpares estendem-se mais perto das superfícies externas das cúspides do que nos dentes permanentes. A espessura da dentina protetora da polpa entre a câmara pulpar e a junção dentino-esmalte é menor do que nos dentes permanentes. O esmalte e a dentina dos dentes decíduos têm apenas metade da espessura dos dentes permanentes. A polpa está, portanto, correspondentemente mais próxima da superfície exterior, e a cárie dentária pode afetar uma penetração mais rápida.[2]

Se um dente decíduo cariado não for tratado ou for tratado de forma inadequada, ocorrerá a invasão bacteriana da polpa coronária, produzindo uma resposta inflamatória na polpa coronária. Nesta fase, a inflamação da polpa está muitas vezes confinada à polpa coronal e, se o tecido afetado for removido e os cotos radiculares da polpa tratados com um agente adequado, o tecido remanescente tem a capacidade de recuperar. Esta capacidade de recuperação é utilizada quando os dentes decíduos vitais expostos a cáries são tratados por terapia pulpar vital e, por conseguinte, a restauração de dentes decíduos danificados por cáries dentárias é uma parte importante da medicina dentária pediátrica.[3]

A terapia de canal foi defendida já em 1932 como um método para reter os dentes decíduos que, de outra forma, seriam perdidos.[4] O objetivo principal da terapia pulpar é manter a integridade e a saúde dos dentes e dos seus tecidos de suporte. É um objetivo do tratamento manter a vitalidade da polpa de um dente afetado por cáries, lesões traumáticas ou outras causas.[5]

Os resultados após a terapia pulpar vital foram classificados de forma geral como desvitalização, preservação e regeneração do tecido pulpar remanescente.[6]

A recolha e interpretação de dados preliminares devem centrar-se em determinar se a polpa do dente primário está normal, reversivelmente inflamada, irreversivelmente inflamada ou necrótica. Se se determinar que a polpa é vital ou está reversivelmente inflamada, estão indicadas as técnicas de terapia pulpar vital da pulpotomia ou do tratamento pulpar indireto. Se se determinar que a polpa está irreversivelmente inflamada ou necrótica, será adequada uma pulpectomia ou extração.[7]

O procedimento de pulpotomia envolve a remoção do tecido pulpar coronal que sofreu inflamação ou alterações degenerativas, deixando intacto o tecido vital remanescente nos canais radiculares, que é então coberto com um agente adequado para promover a cicatrização no local da amputação ou um agente para fixação do tecido subjacente.[8]

O formocresol tem sido o material de revestimento pulpar mais popular para molares primários pulpotomizados durante muitos anos, mas, devido ao seu efeito deletério, a utilização do formocresol está a diminuir consideravelmente em todo o mundo.[9]

O sulfato férrico foi proposto como substituto do formocresol, com taxas de sucesso comparáveis às do formocresol.[10]

Mais recentemente, obtiveram-se melhores resultados com o agregado de trióxido mineral (MTA)[11] que foi introduzido na endodontia por Torabinejad et al em 1993. É um pó que consiste em partículas hidrofílicas finas que, na presença de água ou humidade, forma um gel coloidal que solidifica para formar um cimento duro em aproximadamente 4 horas.[11] Muitos outros agentes de terapia pulpar como o hidróxido de cálcio,[12] eletrocirurgia,[13] lasers,[14] collagensolutions ,[15] bonemorphogenic proteínas,[16] vidro bioativo,[17] factores de crescimento[18] e emdogain[19] também têm sido defendidos.

Em caso de infeção ou necrose radicular, recomenda-se a pulpectomia, que inclui a remoção de toda a polpa radicular irreversivelmente inflamada ou necrótica, a limpeza dos sistemas de canais radiculares e a obturação dos canais com um material reabsorvível. Os vários materiais de obturação utilizados para este fim são a pasta de óxido de zinco-eugenol, a pasta de iodofórmio[20] , o hidróxido de cálcio[21] [22] , etc.

Esta dissertação libertária discute os novos tratamentos e modalidades que surgiram ao longo dos últimos anos para o tratamento pulpar dos dentes decíduos.

CAPÍTULO 2

Estudos passados e actuais sobre terapias pulpares.

Waterhouse PJ, Nunn JH e Whitworth JM (2000)[3] compararam os resultados clínicos e radiológicos da eficácia relativa do formocresol de Buckley e do hidróxido de cálcio na terapia pulpar vital de molares decíduos e concluíram que a eficácia clínica de uma diluição de um quinto do formocresol de Buckley é o agente aceitável no tratamento pulpar de dentes decíduos vitais expostos cariados.

El-Meligy O et al (2001)[13] compararam a avaliação histológica das técnicas de pulpotomia electrocirúrgica e com formocresol em dentes decíduos de cães e concluíram que os dentes tratados por pulpotomia electrocirúrgica com remoção mecânica ou electrocirúrgica da polpa coronal apresentavam menos reacções histopatológicas do que os dentes tratados por pulpotomia com formocresol.

Zarzar PA et al (2003)[23] investigaram se o formocresol, na formulação original de Buckley, é mutagénico in vivo para culturas de linfócitos obtidas a partir do sangue periférico de crianças com idades compreendidas entre os 5 e os 10 anos e revelaram que, de um ponto de vista estatístico, o formocresol não é mutagénico.

Khayat A, Abbasi A e Tanideh N (2004)[24] compararam a eficácia da formação de pontes dentinárias com agregado de trióxido mineral e hidróxido de cálcio após pulpotomia em cães jovens e concluíram que a reação da polpa ao MTA é mais favorável e que este material é mais adequado do que o hidróxido de cálcio.

Rabaskar RR, Damle SG (2004)[18] compararam a eficácia da preparação liofilizada e liofilizada de derivados de plaquetas com a do hidróxido de cálcio como agentes de pulpotomia em molares primários e concluíram que a taxa de sucesso da preparação liofilizada e liofilizada de derivados de plaquetas se revelou melhor do que a do hidróxido de cálcio.

Martazavi M, Mesbah M (2004)[4] compararam o material à base de iodofórmio (vitapex) para o tratamento do canal radicular de dentes decíduos necrosados com o óxido de zinco e o eugenol (ZOE) tradicionalmente utilizados e concluíram que o vitapex parece ser uma alternativa adequada ao ZOE como material de canal radicular para dentes decíduos.

Caicedo R, Mercante D, Alongi D (2004)[25] realizaram um estudo para determinar a quantidade de difusão de Ca através da dentina radicular de 4 materiais à base de hidróxido de cálcio, Ultradent Ultracal XS, Diadent vitapex, Roeko Calcium Hydroxide Plus Points e hidróxido de cálcio puro Merck, colocados em canais radiculares após diferentes tratamentos e concluíram que a difusão de Ca através da dentina é influenciada tanto pela natureza do material como pelo tipo de tratamento.

Herrero de Morais CA (2006)[26] avaliou a biocompatibilidade do cimento Portland com adição de iodofórmio, em comparação com o MTA e concluiu que não houve diferenças significativas nas respostas inflamatórias entre o MTA e o cimento Portland com iodofórmio após 7, 30 ou 60 dias.

Caicedo R et al (2006)[27] realizaram uma análise clínica, radiográfica e histológica dos efeitos do agregado de trióxido mineral (MTA) utilizado no capeamento pulpar direto e em pulpotomias de dentes decíduos e concluíram que o MTA pode ser um material favorável para o capeamento pulpar e pulpotomias em dentes decíduos.

Albuquerque DS, Gominho LF, Santos R (2006)[28] avaliaram os aspectos histológicos do complexo dentina-polpa de cães submetidos a pulpotomia e capeados com etilcianoacrilato e hidróxido de cálcio e concluíram que tanto o hidróxido de cálcio como o etilcianoacrilato induziram a formação de uma barreira de tecido duro nas polpas dentárias de cães.

Estrela C et al (2006)[29] verificaram a influência do iodofórmio no potencial antimicrobiano de várias substâncias, nomeadamente, hidróxido de cálcio e solução salina, hidróxido de cálcio, iodofórmio e solução salina, que mostraram eficácia antimicrobiana em ambos os métodos experimentais. O iodofórmio não influenciou o potencial antimicrobiano da pasta de hidróxido de cálcio.

Amorim L et al (2006)[20] compararam a eficácia antimicrobiana de diferentes pastas de obturação dos canais radiculares utilizadas em odontopediatria, nomeadamente, a pasta Guedes-Pinto (GPP), a pasta de óxido de zinco e eugenol, a pasta de hidróxido de cálcio, o cloranfenicol, a tetraciclina, a pasta de óxido de zinco e eugenol (CTZP) e o Vitapex e concluíram que todos os materiais de obturação dos canais radiculares induziram a formação de zonas de inibição, exceto o Vitapex.

Haghgoo R, Naderi NJ (2007)[17] avaliaram as respostas histológicas da polpa do hidróxido de cálcio e do vidro bioativo colocados diretamente sobre os tecidos pulpares expostos e concluíram que o vidro bioativo parece ser superior ao hidróxido de cálcio como agente de capeamento pulpar em dentes decíduos.

Bezerra da S et al (2008)[16] fizeram um estudo para avaliar radiograficamente a resposta pulpar e periapical de dentes de cães após pulpotomia e o uso de proteína morfogenética óssea humana recombinante-7 (rHuBMP-7), colagénio humano recombinante (rHuCollagen), hidróxido de cálcio e cimento de óxido de zinco eugenol e concluiu que a utilização de rHuBMP-7 e rHuCollagen como material de capeamento após pulpotomia resultou na formação de áreas de rarefação óssea periapical e ausência de formação de pontes de dentina, levando à formação de lesões periapicais radiograficamente visíveis.

Noorollahian H (2008)[11] comparou o efeito do agragado de trióxido mineral branco (MTA) com o do formocresol (FC) como agentes de cobertura pulpar em dentes decíduos pulpotomizados e concluiu que o MTA pode ser utilizado como um medicamento seguro para pulpotomia em molares decíduos cariados e pode ser um substituto do FC.

Ghajari MF et al (2008)[30] compararam os efeitos da pulpotomia com formocresol e MTA em molares primários e concluíram que a pulpotomia de molares primários com MTA tem uma melhor taxa de sucesso clínico e radiográfico do que com formocresol.

AminabadiNA, Farahani Z, Gajan EB (2008)[31] efectuou um estudo clínico da pulpotomia com formocresol versus a terapia de canais radiculares de incisivos primários vitais e concluiu que a terapia de canais radiculares de incisivos primários vitais pode ser eficazmente substituída pela pulpotomia destes dentes.

Casagrande L *et al* (2008)[32] avaliaram os resultados clínicos e radiográficos (24 meses) do tratamento pulpar indireto em dentes decíduos quando se utilizou um primário autocondicionante ou uma camada de hidróxido de cálcio sobre a dentina cariada remanescente e concluíram que o tratamento pulpar indireto tem um elevado desempenho clínico e radiográfico em dentes decíduos e não depende do material de cobertura utilizado sobre a dentina desmineralizada

Chawla HS et al (2008)[33] avaliaram uma mistura de óxido de zinco, hidróxido de cálcio e fluoreto de sódio como um novo material de obturação do canal radicular para dentes primários e verificaram que a taxa de reabsorção deste material do canal radicular era bastante semelhante à taxa de reabsorção radicular fisiológica em dentes primários.

Todea C *et al* (2008)[34] analisaram os conhecimentos actuais sobre o capeamento pulpar convencional e assistido por laser, com base na utilização de diferentes comprimentos de onda de laser, a fim de melhorar os resultados do capeamento pulpar e concluíram que a terapia com laser é eficaz no capeamento pulpar e na pulpotomia vital, devido à sua capacidade de estimular a formação de dentina reparadora pelo tecido pulpar, à sua capacidade de descontaminar a superfície irradiada, bem como ao seu efeito de redução da dor.

Sabbarini et at (2008)[19] efectuaram um estudo para determinar se o Derivado da Matriz de Esmalte (EMD) pode ser utilizado como agente de pulpotomia em dentes decíduos e concluíram que o EMD inicia o processo de regeneração e reparação pulpar na área da ferida e, por conseguinte, o EMD pode ser utilizado como agente de pulpotomia em dentes decíduos.

Ghajari MF (2009)[10] comparou os efeitos da pulpotomia com formocresol e sulfato férrico em molares primários e concluiu que não existia diferença significativa entre a taxa de sucesso total da pulpotomia com formocresol e sulfato férrico, e que o sulfato férrico pode ser uma alternativa adequada ao formocresol.

Golpayegani MV (2009)[14] comparou a eficácia da terapia de lazer de baixa intensidade (LLLT) e da aplicação de formocresol na cicatrização da polpa remanescente após a amputação da polpa em molares primários e concluiu que a LLLT pode ser utilizada com êxito como um passo complementar ao procedimento de pulpotomia, a fim de ajudar na cicatrização da polpa amputada.

Karami B *et al* (2009)[35] compararam a resposta clínica, radiográfica e histológica da polpa dentária utilizando ácido tricloracético (TCA), formocresol, agregado de trióxido mineral (MTA) e óxido de zinco eugenol como agentes de pulpotomia e concluíram que o MTA foi superior ao formocresol e ao TCA no tratamento de polpas em cães.

Modena KC. *et al* (2009)[36] resumiu e discutiu a citotoxicidade e a biocompatibilidade dos materiais utilizados para a proteção do complexo dentino-pulpar, alguns componentes de compósitos de resina e sistemas adesivos quando colocados em contacto direto ou indireto com o tecido pulpar e concluiu que o único material que parece estimular a reparação pulpar precoce e a formação de uma barreira de tecido duro na dentina é o hidróxido de cálcio.

Nakornchai SB, Anditsing P, Visetratana N (2010)[22] comparou o sucesso clínico e radiográfico do 3Mix e do Vitapex no tratamento do canal radicular de molares decíduos com envolvimento pulpar e concluiu que o 3Mix e o Vitapex podem ser utilizados como agentes de tratamento do canal radicular em dentes decíduos com envolvimento pulpar.

Bekirogiu N,Durhan A, Kargul B (2010)[37] realizaram um estudo para apresentar uma revisão sistémica do efeito do formocresol (FC) e do Agregado de Trióxido Mineral (MTA) quando utilizados como medicamentos em dentes decíduos pulpotomizados e concluíram que, em dentes molares decíduos com exposição da polpa vital causada por cárie ou trauma, a pulpotomia realizada com MTA não é melhor do que os resultados radiográficos observados com FC.

Mareddy A (2010)[38] avaliou as alterações histológicas no tecido da polpa dentária após pulpotomia com laser de díodo, numa tentativa de normalizar a duração do tempo de exposição ao laser, e concluiu que a maioria das alterações regressivas foram observadas com a aplicação do laser de 5 segundos e, por conseguinte, a terapia com laser de díodo pode ser uma alternativa aceitável aos métodos farmacoterapêuticos convencionais de pulpotomia.

Ansari G e Ranjpour[40] **M (2010)**[39] compararam a resposta clínica e radiográfica de dentes decíduos à pulpotomia vital utilizando agregado de trióxido mineral (MTA) e formocresol e concluíram que o MTA para o tratamento pulpar de dentes decíduos pode ser considerado um substituto do FC.

Aminabadi NA, Farahani RM, Oskouei SG (2010)[40] fez uma avaliação clínica e radiográfica do capeamento pulpar direto pré-medicado com formocresol versus o capeamento pulpar direto convencional com hidróxido de cálcio em molares decíduos cariados humanos e concluiu que o capeamento pulpar direto pré-medicado com formocresol pode ser utilizado com segurança como substituto do capeamento pulpar direto convencional.

Chutima T, Areerat K (2011)[12] compararam as taxas de sucesso da pulpotomia parcial com Ca(OH)2 (PP) *com* a pulpotomia com fomocresol (FP) no tratamento de molares decíduos inferiores expostos à polpa e concluíram que a taxa de sucesso clínico e radiográfico favorável da PP recomenda a utilização da PP em dentes decíduos com lesões cariosas profundas em vez da FP, devido aos seus efeitos potencialmente tóxicos.

Mosallam RS *et al* (2011)[41] compararam o efeito cicatrizante do Oleozon e do hidróxido de cálcio no tecido pulpar exposto experimentalmente e concluíram que o capeamento pulpar direto com Oleozon induziu um menor grau de irritação na polpa dentária em comparação com o Dycal.

Gupta S, Das G (2011)[21] avaliaram clínica e radiograficamente o óxido de zinco eugenol e o metapex como materiais de obturação de canais radiculares em dentes decíduos e concluíram que tanto o óxido de zinco eugenol como o metapex deram resultados encorajadores, mas o metapex pode ser utilizado com mais segurança sempre que houver dúvidas quanto ao regresso do doente para acompanhamento.

Gisoure EF (2011)[42] comparou os resultados clínicos e radiológicos de três diferentes terapias pulpares vitais de visita única, incluindo a pulpotomia com eletrocirurgia (ES), formocresol (FC) e sulfato férrico (FS) em dentes molares decíduos cariados e concluiu que o FS e o ES podem ser considerados como materiais alternativos para a pulpotomia de molares decíduos, uma vez que foram observadas taxas de sucesso clínico e radiológico mais favoráveis na pulpotomia com FS e ES.

Barcelos R et al (2012)[43] determinaram o efeito da remoção da smear layer no resultado da pulpectomia do dente primário e concluíram que o resultado da pulpectomia foi melhorado pela remoção da smear layer.

Rossitza K *et al* (2012)[44] avaliaram a biocompatibilidade da preparação para pulpotomia de resorcinol/formalina (RF) em comparação com o agregado de trióxido mineral (MTA) e o cimento de hidróxido de cálcio e concluíram que, ao contrário do RF, que exerceu uma citotoxicidade proeminente, o MTA e o CHC eram biocompatíveis, sem evidência de diminuição da atividade da desidrogenase mitocondrial, alterações morfológicas na integridade da monocamada ou indução de apoptose e/ou necrose.

Ratnakumari N, Thomas B (2012)[45] avaliaram e compararam a resposta do tecido pulpar humano a um material indiano recentemente desenvolvido, o cimento de fosfato de cálcio Sree Chitra (Chitra-CPC) e o formocresol, utilizado como agente de pulpotomia em dentes decíduos, e concluíram que o Chitra-CPC é mais biocompatível e oferece um potencial de cicatrização eficaz e a capacidade de induzir a formação de dentina sem uma área de necrose.

Montes CL *et al* (2012)[46] efectuaram um estudo para avaliar a libertação de cálcio e o pH de três cimentos para canais radiculares, Apexit, Sealapex e Vitapex, 30 e 60 minutos e 7 dias após a espatulação, e concluíram que um pH elevado é uma caraterística valiosa para um cimento para canais radiculares em condições clínicas.

Neanatollahi H, Tajik A (2012)[47] comparou os sucessos relativos dos métodos de pulpotomia com formocresol, sulfato férrico e MTA em molares primários, utilizando exames clínicos e radiográficos, e concluiu que o MTA não é recomendado como medicamento de pulpotomia em dentes primários, mas o sulfato férrico pode ser aceitável como alternativa ao formocresol.

CAPÍTULO 3

História:

Durante os últimos 200 anos, houve muitas mudanças na lógica que rege o tratamento da polpa dentária exposta, uma vez que há muito tempo se observou que uma polpa exposta cicatrizava com grandes dificuldades, se é que cicatrizava. O mais antigo relato de terapia pulpar foi em 1756, quando Phillip Pfaff colocou um pequeno pedaço de ouro (folha?) sobre uma polpa vital exposta para promover a cicatrização. Desde então, centenas de investigações, milhares de horas e inúmeras palavras foram direcionadas para a manutenção da vitalidade de uma polpa dentária exposta.[48]

Uma variedade de procedimentos endodônticos, com o objetivo de permitir a manutenção do dente, inclui técnicas para preservar a polpa ou parte dela, através de capeamento pulpar e amputações a vários níveis até à remoção completa do tecido. Uma limitação distinta de qualquer uma destas técnicas antes dos tempos modernos era a falta de uma forma de realizar as operações sem dor. Este princípio de desvitalização da polpa com produtos químicos tóxicos para os tecidos, como o arsénico e o paraformaldeído, foi, no entanto, uma invenção importante na altura e tornou possível operar o tecido e até removê-lo sem muita dor. Este método, denominado pulpectomia mortal, foi o precursor do atual procedimento de pulpectomia.

Em 1879, Witzel sugeriu um método de pulpotomia mortal muito menos invasivo e demorado. O princípio básico deste tratamento era deixar de fora o procedimento de instrumentação e reter o tecido pulpar desvitalizado no canal. O tecido era geralmente amputado à entrada do canal radicular, que era subsequentemente embebido em cimento antissético forte, sendo a ideia manter o tecido fixado permanentemente desinfectado. Em 1899, gysi defendeu a utilização de tricresol, creolina e trioximetileno para este procedimento. Este agente foi designado por gysi triopaste. No mundo ocidental, durante a primeira metade do século passado, a pulpotomia mortal ganhou grande popularidade. Para a desvitalização da polpa, o tratamento com paraformaldeído foi a técnica de ponta durante décadas. Tornou-se comum submeter a polpa dos canais vestibulares e mesiais mais curvos e estreitos dos molares superiores e inferiores, respetivamente, a esse procedimento enquanto era extirpada e substituída por uma obturação em canal mais reto.[49]

Em 1904, Buckley introduziu o formocresol ou tricresol formalina, que é o material mais utilizado atualmente para a pulpotomia. Em 1930 foi demonstrado por Herman que uma polpa viva amputada e coberta com uma mistura de cálcio chamada calil reparar-se-ia a si própria, atravessando a polpa cortada com dentina reparadora. Isto foi um grande triunfo para os dentistas europeus e para a profissão em geral. Zender e Tuescher, em 1938, fizeram um relatório preliminar sobre o capeamento da polpa vital com hidróxido de cálcio, que se revelou mais prometedor.[2]

Estudos clínicos e radiográficos demonstraram que as pulpotomias com formocresol têm taxas de sucesso que variam de 70% a 90%.[50] Fei et al apresentaram o primeiro estudo clínico do sulfato férrico como medicamento para pulpotomia em dentes decíduos. Reumping et al (1983) e Shaw et al demonstraram o uso da eletrocirurgia para pulpotomia. Shoji et al (1985) também demonstraram o uso do laser de Co2 em dentes decíduos. Nakashima (1991) demonstrou a utilização da Proteína Morfogénica Óssea e da Proteína Osteogénica em animais.

Até à data, os investigadores ainda não conseguiram identificar um material de revestimento pulpar bioativo não absorvente fiável que estimule consistentemente os mecanismos de reparação celular, sele a dentina e promova a formação de uma ponte de dentina reparadora biologicamente estável. A procura de novos materiais e técnicas continua.[41] A polpa dentária é um tecido conjuntivo frouxo especializado, que contém células, fibras, substância fundamental, vasos sanguíneos e terminações nervosas. Está envolvida por paredes rígidas de dentina e forma com a dentina uma entidade embriológica e funcional conhecida como complexo dentinopulpar. O tecido pulpar tem várias funções, incluindo iniciação, formação, proteção, nutrição, reparação e promoção da vitalidade do dente. Histologicamente, podem distinguir-se quatro zonas distintas no tecido pulpar: a zona odontoblástica na periferia da polpa, uma zona sem células por baixo dos odontoblastos, uma zona rica em células na área do tecido pulpar e o núcleo pulpar onde se encontram os principais vasos e nervos. Embora os fibroblastos sejam o tipo celular mais predominante na polpa dentária, outros tipos celulares também podem ser observados, como odontoblastos, células sanguíneas, células de Schwann, células endoteliais e células mesenquimais indiferenciadas. Adicionalmente, durante episódios inflamatórios, podem também ser encontradas células envolvidas na resposta imunitária, tais como macrófagos, mastócitos, células apresentadoras de antigénios e proteínas plasmáticas. Devido à disposição anatómica da câmara pulpar, a polpa dentária tem um suprimento sanguíneo colateral mínimo, prejudicando a capacidade do sistema imunitário de combater infecções.

Além disso, os odontoblastos são células pós-mitóticas que têm limitada (ou nenhuma) capacidade de proliferação. A competência reparadora do dente é observada quando as lesões cariosas superficiais estimulam as células odontoblásticas a aumentar a sua atividade secretora. Se as condições adequadas prevalecerem, os odontoblastos elaboram dentina reparadora (terciária), uma matriz mais pobremente organizada e mineralizada em comparação com a dentina primária e secundária. A nova dentina serve para proteger a polpa dos subprodutos bacterianos e/ou das próprias bactérias.

A dentina reparadora também pode ser produzida em resposta a lesões físicas e/ou químicas. Os odontoblastos mantêm os seus processos no interior do tecido recém-formado, criando verdadeiros canais que são responsáveis pela nutrição da dentina. Este é um processo contínuo enquanto a polpa estiver biologicamente ativa. O transporte de fluidos e nutrientes mantém a vitalidade da polpa e a resiliência necessária para neutralizar a tensão/estresse mastigatório da dentina. Finalmente, a polpa é responsável pela resposta a diferentes estímulos, que constitui a ação defensiva e inclui a dilatação e permeabilidade dos vasos sanguíneos e a presença de células inflamatórias. Quando o estímulo não ultrapassa a capacidade de cicatrização da polpa, podem ocorrer modificações no complexo dentina-polpa, incluindo a reparação.[36]

Vários factores estão envolvidos no desenvolvimento da doença pulpar e periapical em dentes decíduos e permanentes, sendo a cárie dentária o principal fator. Embora estes factores sejam semelhantes, o tratamento clínico de um dente primário ou permanente com doença pulpar ou periapical pode ser bastante diferente. Isto baseia-se principalmente nas diferenças entre os dois tipos de dentes, sendo a longevidade do dente decíduo, a integridade estrutural coronal, a morfologia do canal radicular e a anatomia radicular (Hibbard & Ireland,1957) caraterísticas importantes a ter em conta no planeamento do tratamento.[51]

A pulpite ou inflamação da polpa pode ser aguda ou crónica, parcial ou total, e a polpa pode estar infetada ou estéril. A forma aguda de pulpite tem geralmente um curso precipitado, curto, doloroso e, por vezes, violentamente doloroso. As formas crónicas são praticamente isentas de sintomas ou apenas ligeiramente dolorosas e, por conseguinte, têm geralmente uma duração mais longa.[52]

BAUME não encontrou uma correlação direta entre os sintomas clínicos e os achados histológicos. Com base nos sintomas clínicos, dividiu as doenças da polpa em quatro categorias.[52]

1. a polpa vital, sem sintomas, que foi lesada ou envolvida por cáries profundas, para a qual pode ser efectuado o capeamento pulpar.

2. Polpas com historial de dor passíveis de farmacoterapia.

3. polpas indicadas para extirpação e obturações radiculares imediatas.

4. Polpas necrosadas envolvendo infeção da dentina radicular acessível à terapia anti-séptica do canal

radicular.

PULPITE REVERSÍVEL;[52]

A pulpite reversível é uma condição inflamatória ligeira a moderada da polpa causada por estímulos nocivos em que a polpa é capaz de regressar ao estado não inflamado após a remoção dos estímulos.

A dor de curta duração pode ser produzida por estímulos térmicos na polpa reversivelmente inflamada, mas a dor desaparece assim que o estímulo é removido.

PULPITE IRREVERSÍVEL;[52]

A pulpite irreversível é uma condição inflamatória persistente da polpa, sintomática ou assintomática, causada por estímulo nocivo. A pulpite irreversível aguda apresenta dor geralmente causada por estímulo quente ou frio, ou dor que ocorre espontaneamente. A dor persiste por vários minutos a horas, permanecendo após a remoção do estímulo térmico.

CAPÍTULO 4

DIFERENÇAS ANATÓMICAS ENTRE DENTES DECÍDUOS E PERMANENTES E SEU SIGNIFICADO[51]

TOOTH ANATOMIC FEATURES	PRIMARY TEETH	PERMANENT TEETH	SIGNIFICANCE
OVERALL SIZE	SMALLER	LARGER	-
PULP CHAMBER	LARGER AS COMPARED TO CROWN	SMALLER AS COMPARED TO CROWN	EASE OF ACESS OPENING
CERVICAL CONSTRICTION	MARKED CONSTRICTION	LESS CONSTRICTED IN LATERAL CERVICAL REGION	PERFORATION
ROOT TRUNK	SHORT WITH THIN FLOOR OF PULP CHAMBER	LARGE WITH THICKER FLOOR OF PULP CHAMBER	EASY FURCATION INVOLVEMENT
ROOT ANATOMY	THIN,SLENDER ,FLARED	THICKER NOT FLARED	LIMITATION IN CANAL ENLARGEMENT,INSTRUMENT BREAKAGE,PERFORATION
ACCESSORY CANALS	PRESENT FREQUENTLY IN FURCATION AREA AND ROOTS	COMPARATIVELY LESS IN NUMBER	INCOMPLETE PULP EXTIRPATION

CAPÍTULO 5

DIFERENÇAS HISTOLÓGICAS ENTRE DENTES DECÍDUOS E PERMANENTES E O SEU SIGNIFICADO[51]

Tooth Anatomic Features	Primary Teeth	Permanent Teeth	Significance
Apical Foramen	Enlarged	Constricted	Abundant Blood Supply-Exaggerated Inflammatory Respose
Pulp Function	Formative,Nerve Supply,Nutritive,Protective And Resorptive	Formative,Nerve Supply,Nutritive And Protective	Degeneration Of Neural Elements-Less Sensitive To Operative Procedures
Cellular Response To Injury	More Extensive	Lesser	Incidence Of Reparative Dentin Formation Is More
Localization Of Infection And Inflammation	Poorer	Better	More Chances Of Spread Of Infection-Space Involvement(Cellulitis)
Density Of Innervation	Lesser	More	Less Sensitive To Operative Procedures
Pulp Nerve Fibres	End At The Odontoblastic Layer	Terminate Among The Odontoblats And Even Beyond The Predentin	Less Sensitive To Pain
Inflamatory Response	Severe	Not Demonstrated	Subsequent Metaplasia With Resultant Internal Primary Root Resoption

CAPÍTULO 6

Etiologia das doenças da polpa:[52]

As causas das doenças da polpa são Físicas, Químicas e Bacterianas.

I.FÍSICO
A. MECÂNICA

1 . TRAUMA
a) Acidental (desportos de contacto)
b) Procedimentos dentários iatrogénicos (encravamento de dentes, preparação de cavidades ou coroas)
2 .desgaste patológico (atrito, abrasão, etc.)

3 .fissura no corpo do dente (Síndrome do Dente Rachado)

4 .alterações barométricas (Barodontalgia)

B.Térmica

1 Calor da preparação da cavidade, a baixa ou alta velocidade

2 Calor exotérmico da presa do cimento

3 Condução de calor e frio através de recheios profundos sem uma base protetora.

4 Calor de fricção causado pelo polimento

C.Eléctrica (corrente galvânica de recheios metálicos dissimilares)

II Química
A. Ácido fosfórico, monómero acrílico, etc.

B. Erosão (ácidos)

III Bacteriana
A.Toxinas associadas à cárie b.Invasão direta da polpa devido a cárie ou trauma

c. Colonização microbiana na polpa por microrganismos transmitidos pelo sangue (anacorese)

CAPÍTULO 7

ORIENTAÇÕES CLÍNICAS EM DENTISTRIA PAEDIÁTRICA DE TERAPIAS PULPARES PARA MOLARES PRIMÁRIOS (BSPD e IAPD 2006)[53]

1.PLANEAMENTO DO TRATAMENTO ;

A primeira decisão de tratamento para o paciente jovem com um ou mais molares decíduos extensamente cariados é se deve reter ou extrair esses dentes. Qualquer plano de tratamento deve basear-se numa história completa, num exame e em investigações apropriadas. Deve também ter em conta a situação social, médica e dentária do paciente.

a) *DIAGNÓSTICO*;
É importante tentar diagnosticar provisoriamente o provável estado pulpar do dente em causa, uma vez que isso determinará o tratamento mais adequado.

b) *SINAIS E SINTOMAS CLÍNICOS;*
Os seguintes sintomas e sinais clínicos são susceptíveis de estar associados a uma inflamação e patologia pulpar significativa.

- Qualquer história de dor intensa espontânea, particularmente à noite.
- Dor repetida ao morder
- A necessidade de analgésicos
- A extensão clínica da cárie, nomeadamente a presença de uma rutura da crista marginal
- A presença de qualquer inchaço intra-oral ou sinusite
- A história de inchaço intra-oral ou facial

c) *INVESTIGAÇÃO ESPECIAL;*
- Uma pressão suave com os dedos pode determinar se o dente é móvel ou sensível
- O teste de sensibilidade pulpar não é adequado para molares primários
- As radiografias são geralmente obrigatórias, uma vez que fornecem informações adicionais importantes

informações sobre a extensão da cárie, a proximidade de grandes restaurações a um corno pulpar, a presença de qualquer patologia perirradicular, o grau de reabsorção radicular patológica ou fisiológica e a presença de um sucessor.

2) INDICAÇÕES PARA A RETENÇÃO DE DENTES:

a) *FACTORES MÉDICOS*
- Doentes "em risco" de uma extração (por exemplo, doenças hemorrágicas, angioedema hereditário)
- Pacientes "em risco" se for necessária uma anestesia geral para a remoção de dentes (por exemplo, algumas doenças cardíacas, fibrose cística, distrofias musculares)

b) *FACTORES DENTÁRIOS*
- Número mínimo de molares decíduos extensamente cariados susceptíveis de necessitar de terapia pulpar
- Hipodontia da dentição permanente desejável
- Quando é desejável a prevenção da migração mesial dos primeiros molares permanentes.

c) *FACTORES SOCIAIS*

- Frequentador assíduo, com bom cumprimento e atitudes positivas por parte dos pais

3) INDICAÇÕES PARA A REMOÇÃO DE DENTES

a) *FACTORES MÉDICOS*
- Doentes "em risco" de infeção residual (por exemplo, imunocomprometidos, susceptíveis de endocardite infecciosa)

FACTORES DENTÁRIOS

b) Dente não restaurável após terapia pulpar
c) Reabsorção radicular interna extensa
d) Grande número de dentes cariados com provável envolvimento pulpar (>3)
e) Dente próximo da esfoliação (>2/3 de reabsorção radicular)
f) Dente contralateral já perdido (no caso de um primeiro molar primário, e se indicado ortodonticamente)
g) Patologia extensa ou edema facial agudo que exija um internamento de urgência

h) *FACTORES SOCIAIS* Frequentador irregular, com fraca adesão e atitudes parentais desfavoráveis

Uma terapia pulpar bem-sucedida para dentes decíduos é um dos serviços mais valiosos que um paciente infantil pode receber, uma vez que não há melhor mantenedor de espaço do que o dente decíduo retido. **Lewis e Law (1973)** afirmaram sucintamente o objetivo final da terapia pulpar pediátrica. "O tratamento bem-sucedido do dente com envolvimento pulpar é manter o dente em condições saudáveis para que ele possa cumprir seu papel como um componente útil da dentição decídua.[2]

A perda prematura de dentes decíduos devido a cáries dentárias e infecções pode resultar nas seguintes sequelas

- Perda de comprimento do arco
- Espaço insuficiente para a erupção dos dentes permanentes
- Erupção ectópica e impactação de pré-molares
- Inclinação mesial dos dentes molares adjacentes à perda do molar primário
- Extrusão dos dentes permanentes opostos
- Deslocação da linha média com possibilidade de oclusão de mordida cruzada
- Desenvolvimento de certas posições anómalas da língua.

É por esta razão que se deve tentar ao máximo preservar os dentes decíduos num estado saudável até que ocorra a esfoliação normal.[2]

O diagnóstico da doença da polpa é especialmente difícil em doentes jovens, porque estes geralmente não são capazes de dar uma descrição exacta dos seus sintomas. O diagnóstico depende da combinação de uma boa história, exame clínico e radiológico e testes especiais. De acordo com Camp (2008), os dentes decíduos com história de dor espontânea não devem receber tratamento pulpar vital e são candidatos a pulpectomia ou extração.

A utilização de testes à polpa, tais como testes a frio e a quente e testes eléctricos à polpa para determinar a vitalidade da polpa, não está indicada em crianças pequenas. A fluxometria Doppler pode ser de grande ajuda na determinação da vitalidade (Evans et al,1999). A interpretação de radiografias de dentes decíduos é sempre complicada pela presença do dente sucessor e do folículo circundante, resultando em erros de diagnóstico. A única resposta que se pode obter de uma polpa vital é a dor e causar dor intencionalmente durante estes testes pode assustar a criança e afetar a sua cooperação futura. A obtenção de uma história da presença ou ausência de dor e do tipo de dor é a principal ferramenta clínica para avaliar a vitalidade da polpa em crianças pequenas. No entanto, uma vez que as crianças pequenas não são historiadores fiáveis, é necessário perguntar à pessoa que cuida da criança e à criança sobre a história da dor.[7]

INDICAÇÕES PARA O TRATAMENTO ENDODÔNTICO DOS DENTES DECÍDUOS[54]

- Patologia pulpar em crianças com hipodondia
- Falta de um sucessor permanente
- Necessidade de preservação da dentição/arco
- Potenciais problemas psicológicos com a perda de um dente
- Perturbações hemorrágicas e ccoagulopatia

CONTRA-INDICAÇÕES PARA O TRATAMENTO ENDODÔNTICO DOS DENTES DECÍDUOS[54]

- Infeção odontogénica aguda que requer drenagem de pus
- Dente não restaurável
- Patologia periapical/furcações extensas
- Mobilidade dentária excessiva
- Quase esfoliação
- Imunocomprometidos (VIH, oncologia)
- Sbe de risco de defeito cardíaco
- Fraco potencial de cicatrização (incluindo diabetes não controlada)
- Pacientes que não cooperam

As várias técnicas/procedimentos disponíveis no arsenal de um dentista para tratar um dente primário incluem:

A) TERAPIA VITAL

I. CAPEAMENTO INDIRECTO DA PASTA
II .CAPEAMENTO DIRECTO DA PASTA
III PULPOTOMIA

B) TERAPIA NÃO VITAL

I. PULPECTOMIA

CAPÍTULO 8

TENDÊNCIAS E AVANÇOS RECENTES NAS TERAPIAS DA POLPA.

TERAPIA PULPAR VITAL:

CAPEAMENTO INDIRECTO DA PASTA:

O capeamento pulpar indireto é um procedimento em que uma camada de dentina cariada é deixada sobre a polpa nos casos em que a remoção completa desta camada pode levar à exposição pulpar.[55]

O capeamento pulpar indireto está a emergir como uma alternativa popular à pulpotomia para dentes decíduos com pulpite reversível. O sucesso desta técnica depende da obtenção de uma boa história de dor, de exames clínicos e radiográficos adequados e de uma restauração que proporcione um selamento adequado. Uma boa anamnese pode ser difícil de ser obtida numa criança pequena. O exame radiográfico dos molares decíduos superiores pode não fornecer informações adequadas devido à sobreposição das raízes ou à sobreposição de dentes permanentes. Além disso, tem sido demonstrado que a inflamação pulpar pode estar presente mesmo quando a lesão cariosa está aparentemente limitada apenas à dentina. Essas dificuldades podem comprometer o sucesso do tratamento com capeamento pulpar indireto, sendo preferível a pulpotomia nesses casos. Além disso, sugere-se que esse procedimento seja realizado em duas visitas. As desvantagens de realizar o procedimento em duas visitas, em vez da visita única necessária para a pulpotomia, incluem o impacto económico sobre o tutor, devido ao tempo de ausência do trabalho, as despesas de transporte, especialmente em ambientes rurais, e o impacto sobre o comportamento da criança.[12]

O conceito de capeamento pulpar indireto foi descrito pela primeira vez por Pierre Fauchard, conforme relatado por John Tomes em meados do século XVIII, que recomendou que todas as cáries não deveriam ser removidas em cavidades profundas e sensíveis "por medo de expor o nervo e tornar a cura pior do que a doença". Em contraste com isto, G. V. Black considerava que, no interesse da prática dentária científica, nenhum material cariado ou amolecido deveria ser deixado numa preparação cavitária, quer a polpa estivesse ou não exposta. O capeamento pulpar indireto baseia-se no conhecimento de que a descalcificação da dentina precede a invasão bacteriana dentro da dentina. Esta técnica baseia-se na remoção das camadas exteriores da dentina cariada, que contêm a maioria dos microrganismos, reduzindo a desmineralização contínua das camadas mais profundas da dentina devido a toxinas bacterianas, e selando a lesão para permitir que a polpa gere dentina reparadora.[2]

A base colocada sobre a restante dentina afetada não só estimula a cicatrização e a reparação da polpa, como também isola os organismos das fontes de nutrientes, o que leva à sua morte. O dente é então restaurado com um material que impede a microinfiltração. Assim, o objetivo final é travar o processo carioso, promovendo a esclerose dentinária e estimulando a promoção da dentina reparadora com remineralização da dentina cariada, preservando a vitalidade pulpar. O procedimento permite que o dente utilize os mecanismos naturais de proteção da polpa contra a cárie. Quando a dentina infetada é removida, a dentina afetada pode remineralizar-se e os odontoblastos formam dentina reparadora, evitando assim a exposição da polpa.[2]

Fusayama e colegas demonstraram que, na cárie aguda, a descoloração da dentina ocorria muito antes dos microrganismos, e até 2 mm de dentina amolecida ou descolorida não estava infetada. Num estudo, Fusayama descobriu que a dentina cariada consiste, de facto, em duas camadas distintas com diferentes estruturas ultramicroscópicas e químicas. A camada cariada externa é irreversivelmente desnaturada, infetada e incapaz de ser remineralizada, devendo ser removida. A camada cariada interna é reversivelmente desnaturada, não infetada e capaz de ser remineralizada, devendo ser preservada.[56]

Shovelton descobriu que, embora as camadas desmineralizadas mais profundas da dentina estivessem geralmente livres de infeção, existia a possibilidade de alguns túbulos dentinários conterem organismos, especialmente em dentes decíduos.[57] Esta descoberta foi apoiada por Seltzer e Bender.[58] Assim, a remoção clínica completa da dentina cariada não garante necessariamente que todos os túbulos infectados tenham sido erradicados. Por outro lado, a presença de dentina amolecida não indica necessariamente infeção.

Vários investigadores afirmaram que a polpa pode lidar facilmente com contaminações mínimas. Um estudo[59] demonstrou que quando a proximidade da lesão cariosa à polpa era superior a 0,8 mm (incluindo dentina reparadora quando presente), não ocorriam perturbações significativas na polpa dos dentes permanentes. Noutro estudo, verificou-se que a profundidade média das alterações inflamatórias pulpares provocadas pela penetração bacteriana na dentina era de 0,6 mm na proximidade da polpa, com algumas alterações a ocorrerem numa proximidade pulpar de 1,8 mm.[60] Massler considerou que as reacções pulpares sob lesões cariosas profundas resultam de toxinas bacterianas e não das próprias bactérias.[61] Massler e Pawlak utilizaram os termos "afetada" e "infetada" para descrever a reação pulpar ao ataque carioso profundo. Este estudo histológico mostrou que a polpa "afetada", por baixo de uma lesão cariosa profunda com uma fina camada de dentina entre a polpa e a frente bacteriana, estava frequentemente inflamada e dolorosa, mas não continha bactérias demonstráveis. No entanto, quando se encontrava um número significativo de bactérias na polpa "infetada", observava-se uma exposição microscópica na dentina cariada. As camadas mais profundas da dentina cariada tendem a impedir a invasão bacteriana da polpa devido à natureza ácida da dentina afetada. Os resultados destes estudos indicam a presença de três camadas dentinárias numa lesão cariosa uma camada externa de dentina necrótica, mole e castanha, repleta de bactérias e não dolorosa de remover. Uma camada de dentina mais firme, descolorida, com menos bactérias, mas dolorosa de remover, sugerindo a presença de extensões odontoblásticas viáveis da polpa e uma camada profunda de dentina dura, descolorida, com uma quantidade mínima de invasão bacteriana que é dolorosa à instrumentação.

Sayegh encontrou três tipos distintos de dentina nova em resposta ao capeamento pulpar indireto:[2]

1 .dentina fibrilar celular 2 meses após o tratamento

2 .presença de dentina globular durante os primeiros 3 meses, e

3 .dentina tubular com um padrão de mineralização mais uniforme.

Neste estudo, concluiu que a formação de nova dentina é mais rápida nos dentes com a dentina mais fina remanescente após a preparação da cavidade. Ele também descobriu que os tempos de tratamento mais longos aumentam a formação de dentina. O diagnóstico do tipo de cárie influencia o planeamento do tratamento para o capeamento pulpar indireto na lesão ativa. A maior parte dos organismos relacionados com a cárie encontram-se nas camadas exteriores da cárie, enquanto que as camadas mais profundas descalcificadas estão razoavelmente livres de bactérias na lesão detida. As camadas superficiais nem sempre estão contaminadas, especialmente quando a superfície é dura e coriácea. As camadas mais profundas são bastante escleróticas e livres de microorganismos. A dentina cariada profunda é ainda mais resistente à decomposição por ácidos e proteólise do que a dentina normal. A seleção de casos com base na avaliação clínica e radiográfica para comprovar a saúde da polpa é fundamental para o sucesso. Apenas os dentes sem sinais e sintomas irreversíveis devem ser considerados para o capeamento pulpar indireto.

A decisão de realizar o procedimento de capeamento indireto da pasta de papel deve basear-se nas seguintes conclusões:

- Ligeiro desconforto devido a estímulos químicos e térmicos
- Ausência de dor espontânea

- Exame clínico
- Grande lesão cariosa
- Ausência de linfadenopatia
- Aspeto normal da gengiva adjacente
- Cor normal do dente
- Sem evidência radiográfica de doença radicular
- Grande lesão cariosa na proximidade da polpa
- Lâmina dura normal
- Espaço normal do ligamento periodontal
- Nenhuma reabsorção radicular interna ou externa detetável radiograficamente.

Os procedimentos não devem ser efectuados se estiverem presentes as seguintes condições:

- Dor aguda e penetrante que persiste após a retirada do estímulo
- Dor espontânea prolongada, nomeadamente durante a noite
- Mobilidade dentária excessiva
- Parulis na gengiva que se aproxima das raízes do dente
- Descoloração dos dentes
- Não reação às técnicas de ensaio da pasta de papel
- Evidência radiográfica de perda óssea inter-radicular
- Grande lesão cariosa com aparente exposição pulpar
- Interrupção ou rotura da lâmina dura
- Espaço do ligamento periodontal alargado
- Radiolucência nos ápices radiculares ou nas zonas de furca

Estudos demonstraram a eficácia do TPI para o tratamento de cáries profundas em molares decíduos e relatam taxas de sucesso que variam entre 73% e 98%, indicando que o TPI pode ser uma alternativa clinicamente bem-sucedida à pulpotomia para molares decíduos com lesões cariosas profundas que se aproximam da polpa.[62,63,64] Estudos clínicos não mostraram diferenças significativas no sucesso final desta técnica, independentemente de se utilizar hidróxido de cálcio ou cimento ZOE em cavidades profundas sem revestimento que estavam a menos de 0,5 mm da própria polpa. A escolha do medicamento para o capeamento pulpar indireto pode ser baseada na história clínica do dente cariado em questão.[63]
Alguns investigadores recomendam o ZOE devido às suas propriedades seladoras e obturadoras, que reduzem os sintomas pulpares. Outros recomendam o hidróxido de cálcio devido à sua capacidade de estimular uma formação mais rápida de dentina reparadora. [32,55]
Stanley acredita que não faz diferença qual deles é utilizado porque nenhum está em contacto direto com o tecido pulpar, e observou-se um aumento da espessura da dentina sob lesões profundas tratadas com ambos os agentes. No entanto, no caso de uma exposição microscópica da polpa não detectada durante a escavação de cáries, o hidróxido de cálcio estimulará melhor uma ponte dentinária.[2] O hidróxido de cálcio é um dos materiais de tratamento pulpar mais bem sucedidos para induzir a reparação do complexo dentina-polpa. O revestimento de hidróxido de cálcio proporciona um efeito benéfico para o complexo dentina-polpa devido ao seu efeito bactericida e à estimulação da remineralização da dentina. De acordo com Graham et al, o hidróxido de cálcio exerce os seus efeitos na dentina através de mecanismos que envolvem a

sinalização celular resultante da libertação de moléculas bioactivas da matriz dentinária. Existe uma taxa de sucesso satisfatória com a sua utilização como material de capeamento para a técnica IPT, tanto em dentes permanentes como em dentes decíduos.[32]

A grande vantagem dessa técnica é a possível prevenção de exposições pulpares. Alguns estudos mostraram um maior índice de sucesso dessa técnica quando comparada a outros tratamentos complexos, como o capeamento pulpar direto e as pulpotomias. Em bebês, essa técnica pode ser considerada definitiva, uma vez que o dente decíduo tem um ciclo biológico definido na cavidade bucal. A dúvida mais frequente sobre a abordagem técnica é a distinção precisa entre a zona infetada e a zona afetada. Mascara et al descreveram que a textura da dentina (coriácea, saindo em forma de escamas ou lascas) constitui por si só um critério clínico fiável para deixar de escavar a dentina. A dentina amolecida, húmida, amarela ou castanho-clara, que não oferece resistência à escavação manual, deve ser removida, enquanto a consistência menos amolecida, mais escura e dura, que sai em escamas ou lascas, pode permanecer, pois a técnica cria condições para um processo de remineralização fisiológico. O capeamento pulpar indireto não é considerado uma técnica material-dependente. O papel do material de revestimento não é essencial, mas um bom selamento marginal, evitando que o substrato bacteriano se infiltre na dentina e impeça o controlo da atividade cariosa, garante um elevado sucesso deste tratamento restaurador. Apesar de vários estudos verificarem o sucesso do capeamento pulpar indireto, esta técnica não é muito utilizada pelos odontopediatras. Muitos estudos mostraram sucesso através da presença de uma dentina escurecida e endurecida, sugerindo um processo de remineralização em dentes decíduos e permanentes. Para além de uma maior preservação da estrutura dentária, a manutenção de tecido cariado na parede pulpar também contribui para uma menor agressão ao complexo dentina-polpa permitindo um mecanismo de defesa através da esclerose dentinária. Esta técnica também evita possíveis exposições pulpares em lesões cariosas profundas, frequentes durante os preparos cavitários convencionais. A questão comum desta técnica é a preservação de tecidos desmineralizados e contaminados, o que poderia permitir a progressão da lesão cariosa. Vários estudos foram realizados para avaliar se bactérias poderiam ser viáveis sob a restauração através de uma análise microbiológica. Concluíram que os microrganismos estão presentes na camada contaminada em pequenas quantidades e não são viáveis, pois essas bactérias não têm acesso ao substrato para o processo de metabolismo celular. Assim, não ocorre a progressão da lesão cariosa. Num estudo de acompanhamento de 4 anos do capeamento pulpar indireto em dentes decíduos, utilizando o revestimento de hidróxido de cálcio (dycal) e o cimento de ionómero de vidro (vitremer), o revestimento de hidróxido de cálcio apresentou uma taxa de sucesso de 88,8% e o CIV apresentou uma taxa de sucesso de 93%.[63] O capeamento pulpar indireto em dentes decíduos impede a progressão da cárie subjacente, independentemente do material utilizado como revestimento. O sucesso deste estudo sugeriu que o capeamento pulpar indireto realizado numa única consulta é viável na dentição decídua.

Noutro estudo foram avaliados os resultados clínicos e radiográficos (24 meses) do tratamento pulpar indireto em dentes decíduos utilizando um primer autocondicionante e uma camada de hidróxido de cálcio sobre a dentina cariada remanescente. As taxas de sucesso após 2 anos de acompanhamento clínico e radiográfico do CIP foram semelhantes entre o grupo do hidróxido de cálcio e o grupo que utilizou o sistema autocondicionante sobre a dentina cariada remanescente.[32]

Vários estudos demonstraram a paragem da progressão da cárie quando a dentina desmineralizada é deixada sob uma restauração selada.[65,66,67]

Um período mínimo de tempo pós-tratamento pulpar indireto de 6 a 8 semanas deve ser permitido para produzir uma remineralização adequada do fundo da cavidade. Em outro estudo de 2 anos, foi avaliado o desempenho clínico e radiográfico de capeamentos pulpares indiretos em 48 molares decíduos, dos quais 23 dentes foram revestidos com cimento de hidróxido de cálcio e 25 utilizaram apenas o sistema adesivo. O sucesso encontrado no cimento de hidróxido de cálcio foi de 83%,[68] semelhante aos resultados observados anteriormente.[63]

A literatura apresenta diversos estudos com acompanhamento clínico e radiográfico utilizando diferentes materiais como base de linha para o complexo dentino-pulpar, tais como hidróxido de cálcio, sistema adesivo e cimento de ionómero de vidro. Todos os dados destes estudos sugerem que o capeamento pulpar indireto não depende do material. Todos os materiais de restauração oferecem um bom selamento marginal, que é um requisito para o sucesso do tratamento pulpar indireto. Uma adaptação marginal selada do material restaurador na cavidade limita o influxo de nutrientes para manter as bactérias e, portanto, a sua proliferação. A ausência de defeitos marginais facilitará a recuperação da saúde da polpa dentária. Para melhorar a qualidade das restaurações adesivas, os monómeros de resina devem ser difundidos na dentina desmineralizada. De acordo com alguns estudos, a aplicação de um sistema de restauração adesiva na dentina irreversivelmente infetada não afectou o desempenho clínico da restauração. Uma camada híbrida "ideal" deve ser suficientemente grande para permitir um bloqueio estável do agente adesivo à volta da rede de colagénio exposta. Os primários autocondicionantes têm sido utilizados para prevenir a ocorrência de colapso da dentina desmineralizada. Os monómeros ácidos actuam através da camada de esfregaço para a dentina subjacente, incorporando-a no processo de união. Teoricamente, isto evita a perda excessiva da matriz dentinária e dos cristais de apatite solubilizados em torno da rede de colagénio, permitindo uma boa infiltração do monómero adesivo no substrato. O desempenho destes materiais poderia proporcionar uma melhor interação com a dentina cariada no tratamento pulpar indireto, uma vez que a zona desmineralizada produzida pelos primers autocondicionantes é mais fina em comparação com os sistemas convencionais, que utilizam ácido fosfórico. O aumento da espessura da zona desmineralizada e a subsequente impregnação incompleta do sistema de ligação na rede de colagénio resultam numa área de fibras de colagénio sem suporte, suscetível à degeneração hidrofílica e consequente redução da força adesiva ao longo do tempo. Após uma função de longo prazo, molares decíduos restaurados com um primer autocondicionante apresentaram valores mais elevados de resistência de união em comparação com um sistema de união convencional. Estes resultados são atribuídos à interação entre o sistema de união e a dentina. Considerando que os processos cariosos já alteram a dentina no tratamento pulpar indireto, a utilização de um primer autocondicionante evitaria o condicionamento excessivo da dentina.[32] Como os dentes decíduos sofrem reabsorção fisiológica, tem sido sugerido que não há necessidade de reabrir a lesão, como proposto pela técnica de escavação por etapas, pelo que o capeamento pulpar indireto tem sido considerado definitivo para os dentes decíduos.

CAPEAMENTO DIRECTO DA PASTA

O capeamento pulpar direto envolve a colocação de um agente biocompatível sobre uma lesão traumática saudável. O capeamento pulpar direto, em que um material é colocado diretamente sobre o tecido pulpar exposto, tem sido sugerido como uma forma de promover a cicatrização pulpar e gerar dentina reparadora. Se for bem sucedido, este procedimento evita a necessidade de um tratamento mais invasivo, mais extenso e mais dispendioso. Foi demonstrado que vários factores têm um impacto no sucesso do capeamento pulpar direto. Alguns estudos demonstraram que é mais provável que um dente sobreviva ao capeamento pulpar direto se a exposição inicial se dever a razões mecânicas e não a cáries. A penetração da cárie na polpa resultará na invasão bacteriana da polpa, resultando em inflamação pulpar. Isto deixa a polpa menos capaz de reagir e cicatrizar, em comparação com uma exposição mecânica em que a inflamação pré-existente não está presente. Uma extensão lógica disso é que os dentes que são assintomáticos e não exibem sinais clínicos ou radiológicos de patologia no momento do capeamento pulpar tendem a se sair melhor do que os dentes com tais fatores presentes. A colocação de uma restauração definitiva e bem selada no momento do capeamento pulpar é crucial para o sucesso clínico. Outro fator que tem demonstrado ter um efeito no sucesso do capeamento pulpar direto é a capacidade de controlar a hemorragia pulpar após a exposição e antes da colocação do agente capeador. Isto deve-se provavelmente a duas razões. Em primeiro lugar, o aumento da hemorragia pode ser indicativo de

um maior grau de inflamação na polpa, com a consequente diminuição da capacidade de reparação. A segunda razão é que a humidade e a contaminação da dentina adjacente ao local de exposição devido à hemorragia podem dificultar a obtenção de um selamento adequado que impeça a exposição bacteriana subsequente. A hemorragia é normalmente controlada através da colocação de uma bola de algodão embebida numa solução sobre a polpa exposta. Tem sido utilizada uma variedade de soluções, incluindo soro fisiológico, hipoclorito de sódio (concentrações que variam de 0,12% a 5,25%), peróxido de hidrogénio, sulfato férrico e cloreto de xidina. As soluções salinas ou de hidróxido de cálcio são as mais benignas para a polpa nos testes de citotoxicidade. Os estudos *in vivo* confirmam que o soro fisiológico apresenta a resposta pulpar mais ligeira e é a solução utilizada na maioria dos estudos. O hipoclorito de sódio apresenta um aumento da resposta inflamatória pulpar, mas tem a vantagem de possuir propriedades antibacterianas e de permitir um melhor controlo da hemorragia. Também tem sido utilizado com eficácia em muitos estudos e relatórios clínicos. A clorexidina é antibacteriana, mas pode não ser tão eficaz no controlo da hemorragia como o hipoclorito de sódio. Existem menos dados sobre outros agentes hemostáticos que estão normalmente associados ao controlo da hemorragia e à retração dos tecidos para a obtenção de impressões. As poucas pesquisas que foram feitas são de curto prazo, mas parecem indicar que não há uma diferença significativa na resposta pulpar em relação a outras soluções mais comumente usadas para controlar o sangramento pulpar. A única exceção é o sulfato férrico, que demonstrou um aumento significativo da dor pós-operatória.[69]
O objetivo do tratamento é selar a polpa contra a fuga bacteriana, encorajar a polpa a isolar o local de exposição iniciando uma ponte de dentina e manter a vitalidade das regiões do tecido pulpar subjacente. O sucesso do capeamento pulpar direto depende de a polpa coronal e radicular estar saudável e livre de invasão bacteriana. As exposições mecânicas pontuais que estão rodeadas de dentina sã com a menor possibilidade de acesso bacteriano são indicadas para o capeamento pulpar direto. O tecido pulpar exposto deve ser de cor brilhante e ter uma ligeira hemorragia que é facilmente controlada com bolinhas de algodão seco aplicadas com pressão mínima. Frigolleto observou que pequenas exposições e um bom suprimento de sangue têm o melhor potencial de cicatrização.[2]

As contra-indicações para a terapia de capeamento pulpar direto incluem uma história de dores de dentes 1.espontâneas e nocturnas.

2 .mobilidade dentária excessiva

3 .espessamento do ligamento periodontal

4 .evidência radiográfica de degeneração furcal ou perirradicular

5 .hemorragia não controlada no momento da exposição e

6 .exsudados purulentos ou serosos da exposição

As caraterísticas mais importantes de um tratamento direto de capeamento pulpar clinicamente bem sucedido (com ou sem ponte) são

- Manutenção da vitalidade da polpa
- Ausência de sensibilidade
- Reacções inflamatórias pulpares mínimas e
- Ausência de sinais radiográficos de alterações distróficas

Limitações nos dentes decíduos:

As razões para as limitações do capeamento direto da polpa na exposição cariosa são as seguintes

- Reabsorção interna
- Calcificação
- Inflamação crónica do pulmão
- Necrose
- Inflamação intrarradicular

Kennedy e Kapala atribuíram ao alto conteúdo celular do tecido pulpar a responsabilidade pelas falhas do capeamento pulpar direto em dentes decíduos. Células mesenquimais indiferenciadas podem dar origem a células odontoclásticas em resposta ao processo de cárie ou ao material de capeamento pulpar, resultando em reabsorção interna. Starkey e outros consideram que um elevado grau de sucesso com o capeamento pulpar direto em dentes decíduos pode ser alcançado em casos cuidadosamente selecionados, utilizando critérios e métodos de tratamento específicos.[2]

CONSIDERAÇÕES SOBRE O TRATAMENTO:[2]

Desbridamento: Alguns autores demonstraram que as lascas de dentina necróticas e infectadas são invariavelmente empurradas para a polpa exposta durante as últimas fases da remoção da cárie. Estes detritos podem impedir a cicatrização na área, causando mais inflamação pulpar e encapsulamento das lascas de dentina. Por isso, é prudente remover as massas periféricas de dentina cariada antes de iniciar a escavação onde pode ocorrer uma exposição. Quando ocorre uma exposição, a área deve ser adequadamente irrigada com soluções não irritantes, como a solução salina normal, para manter a polpa húmida.

Hemorragia e coagulação: A hemorragia no local de exposição pode ser controlada com a pressão de bolinhas de algodão. Não deve ser permitida a formação de um coágulo sanguíneo após a cessação da hemorragia no local de exposição, uma vez que isso impedirá a cicatrização pulpar. O material de capeamento deve entrar em contacto direto com o tecido pulpar para exercer uma resposta reparadora da ponte de dentina. A hemólise dos eritrócitos resulta num excesso de hemossiderina e num infiltrado celular inflamatório, o que prolonga a cicatrização pulpar.

Contaminação bacteriana. Alguns autores enfatizaram o facto de que a microinfiltração bacteriana sob várias restaurações causa danos pulpares em lesões profundas e não as propriedades tóxicas dos revestimentos cavitários e/ou materiais restauradores. O sucesso dos procedimentos de capeamento pulpar depende da prevenção da microinfiltração através de um selamento adequado. Tem-se verificado que a cicatrização pulpar depende mais da capacidade dos materiais de capeamento para prevenir a microinfiltração bacteriana do que das propriedades específicas do próprio material.

Medicamentos e materiais:

Foram sugeridos muitos materiais para cobrir as exposições pulpares e iniciar a cicatrização dos tecidos e/ou a reparação da estrutura dura. O hidróxido de cálcio tem sido utilizado como um medicamento de eleição para exposições pulpares. Os antibióticos, a calcitonina, o colagénio, os corticosteróides, o cianoacrilato, o formocresol e a cerâmica reabsorvível de fosfato tricálcico também foram investigados com diferentes graus de sucesso. Estes compostos, com exceção do formocresol, não tiveram impacto clínico suficiente para serem adoptados como material de escolha no capeamento pulpar direto, especialmente em dentes decíduos.

ÓXIDO DE ZINCO EUGENOL:

As formulações de ZOE têm sido utilizadas em medicina dentária há muitos anos como bases, revestimentos, cimentos e materiais de restauração provisórios. Sabe-se que o ZOE liberta eugenol em concentrações que são citotóxicas. O ZOE também demonstra uma elevada fuga interfacial. Embora tenha sido referido que esta fuga não é importante, uma vez que o ZOE pode fornecer uma vedação biológica devido à libertação de eugenol, deve ter-se em conta que a libertação de eugenol diminui drasticamente com o tempo, e prevê-se que a eficácia do ZOE na exclusão de bactérias seja reduzida quanto mais tempo estiver na boca. [69]Verificou-se que o ZOE, em contacto direto com o tecido pulpar, produziu uma inflamação crónica, uma falta de barreira calcária e um resultado final de necrose. Uma revisão da literatura sobre o ZOE utilizado como material de capeamento pulpar direto não encontrou recomendações positivas. Outro estudo também encontrou inflamação leve a moderada e ausência de pontes de cálcio nos espécimes. Por outro lado, alguns estudos observaram uma necrose negligenciável da polpa em contacto direto com o ZOE, mas afirmaram que qualquer ponte calcificada de um local exposto era provavelmente uma camada de lascas dentinárias. Apesar da falta de sucesso relatada com o cimento ZOE, um estudo relatou 87% de sucesso com o capeamento de dentes decíduos com ZOE em situações ideais de exposição pulpar. Não foram apresentadas evidências histológicas, mas alguns autores compararam o ZOE com o hidróxido de cálcio e consideraram o ZOE mais benéfico para polpas inflamadas e expostas e consideraram que a produção de uma ponte calcária não é necessária se a polpa estiver livre de inflamação após o tratamento.[2]

IONÓMERO DE VIDRO (GI)/IONÓMERO DE VIDRO MODIFICADO COM RESINA (RMGI):[69]

Embora não seja tão citotóxico como o ZOE, o GI/RMGI também é citotóxico quando em contacto direto com as células. As formulações convencionais tendem a ser menos tóxicas do que as formulações modificadas com resina. Este facto não deve ser interpretado como uma acusação contra a utilização de GI/RMGI em cavidades profundas. Devido à capacidade do ionómero de vidro de se ligar quimicamente à estrutura dentária, pode impedir a difusão de materiais potencialmente tóxicos através da dentina para a polpa. O ionómero de vidro também proporciona um excelente selamento bacteriano e demonstra boa biocompatibilidade quando utilizado em estreita aproximação mas não em contacto direto com a polpa.

Tal como no caso do ZOE, esta revisão encontrou apenas um estudo em humanos sobre o capeamento pulpar direto com ionómero de vidro - neste caso, o RMGI. O capeamento pulpar direto com RMGI mostrou inflamação crónica e falta de formação de pontes de dentina até 300 dias após o capeamento pulpar, enquanto que os grupos de controlo de hidróxido de cálcio mostraram uma cicatrização pulpar significativamente melhor.

Sistemas adesivos:[69]

Os sistemas adesivos foram sugeridos para utilização como um potencial agente de capeamento direto da polpa há cerca de 12-15 anos. Todos os componentes dos sistemas adesivos demonstraram ser citotóxicos para as células da polpa. Os efeitos tóxicos dos vários componentes dos adesivos são sinérgicos, especialmente com o aumento da duração do contacto com a polpa. A toxicidade é observada tanto nos sistemas adesivos de múltiplos componentes como nos de componente único, e os componentes não polimerizados são mais tóxicos do que quando o adesivo está bem polimerizado.

O interesse na utilização de adesivos para o capeamento da polpa foi motivado, pelo menos em parte, pelo facto de alguns estudos não realizados em primatas terem concluído que as exposições mecânicas da polpa capeadas com adesivos resultavam geralmente na cicatrização da polpa. Estes resultados não foram unânimes, uma vez que alguns estudos não realizados em primatas revelaram uma cicatrização inferior após o capeamento pulpar com adesivos, em comparação com o hidróxido de cálcio. Uma série de estudos de primatas, não contaminados, com exposições mecânicas da polpa capeadas com sistemas adesivos, geralmente resultaram numa cicatrização comparável à do hidróxido de cálcio. No entanto, este resultado muda quando os resultados são examinados a partir de estudos de exposições de polpa mecânica contaminada por bactérias em primatas. Este regime experimental foi escolhido para se assemelhar mais à situação que poderia ser encontrada se uma exposição pulpar ocorresse devido a cáries ou sem um dique de borracha no local. Estas exposições contaminadas, cobertas com adesivos, resultaram numa cicatrização deficiente da polpa em comparação com o hidróxido de cálcio. Existem várias explicações possíveis para estes maus resultados em estudos humanos. A primeira são os efeitos citotóxicos diretos que os adesivos têm nas células da polpa. Em seguida, a dificuldade em obter um selamento adequado para proteção contra a contaminação bacteriana. Este selamento deficiente pode dever-se a uma ou mais razões. Os componentes do condicionador e do primário dos adesivos são vasodilatadores, o que pode resultar num aumento da hemorragia que contamina a dentina adjacente e degrada a adesão. O aumento da humidade no local do tampão pulpar reduz a polimerização do adesivo. Isto tem o duplo efeito prejudicial de diminuir a adesão e aumentar a disponibilidade dos componentes não polimerizados e, portanto, mais tóxicos do adesivo. Finalmente, os componentes da resina reduzem a resposta imunitária da polpa, tornando menos provável que a polpa seja capaz de se defender contra a contaminação bacteriana. Estes achados foram confirmados numa revisão sobre o capeamento pulpar com adesivos, na qual Souza Costa e outros concluíram o seguinte: os adesivos resultam numa cicatrização pulpar inferior; os adesivos resultam em inflamação crónica, mesmo na ausência de bactérias; a inflamação é um ambiente pobre para a cicatrização pulpar; uma polpa inflamada devido a cáries terá uma capacidade de cicatrização reduzida.

HIDRÓXIDO DE CÁLCIO:

As soluções de hidróxido de cálcio têm sido largamente utilizadas com maior frequência, devido à sua propriedade de estimular a formação de dentina esclerótica e reparadora e de proteger a polpa contra estímulos térmicos e ação antibacteriana. A primeira formulação de hidróxido de cálcio foi introduzida na medicina dentária por Hermann em 1921, e apresentava a capacidade de induzir o tecido pulpar a formar uma barreira mineralizada, bloqueando a superfície exposta. O hidróxido de cálcio é um agente polivalente e existem várias indicações para a sua aplicação clínica. Algumas das suas indicações incluem o capeamento pulpar direto e indireto, apexogénese, apexificações, tratamento de reabsorções radiculares, perfurações radiculares iatrogénicas, fracturas radiculares, dentes reimplantados e pensos intracanais inter-apontamentos. Foi considerado o "padrão de ouro" dos materiais de capeamento pulpar direto e indireto durante várias décadas. O hidróxido de cálcio, na forma de pó seco, suspensão ou cimento, tem sido recomendado para o tratamento da polpa exposta devido às suas propriedades benéficas, como a indução da mineralização e a inibição do crescimento bacteriano. O mecanismo de reparação pulpar utilizando o hidróxido de cálcio como agente de capeamento pulpar direto ainda não está bem esclarecido. No entanto, tem sido referido que, devido ao seu elevado pH alcalino (11 a 12), as soluções de hidróxido de cálcio podem solubilizar e libertar algumas proteínas e factores de crescimento da dentina. Estes eventos podem ser responsáveis pela reparação pulpar e pela formação da barreira de tecido duro. Devido ao seu elevado pH, induz uma necrose de coagulação na superfície de contacto da polpa. O tecido subjacente diferencia-se então em odontoblastos, que elaboram uma matriz em cerca de 4 semanas. Os produtos de hidróxido de cálcio não actuam como bioestimuladores nem são biocompatíveis com o tecido pulpar. Pelo contrário, as células em contacto com o hidróxido de cálcio são mortas devido ao seu pH alcalino, formando uma camada necrótica (zona de cauterização) de espessura variável. Assim, mais do que o agente cauterizador, o tecido pulpar subjacente é responsável pela cicatrização pulpar associada à formação da barreira de tecido duro.[36]

Um estudo encontrou uma redução de 100% nos microrganismos associados a infecções da polpa após uma hora de contacto com o hidróxido de cálcio.[70] Mais importante ainda, o hidróxido de cálcio tem um historial de sucesso clínico a longo prazo como agente de capeamento direto da polpa em períodos de até 10 anos.[71,72]Outro estudo resumiu as propriedades antibacterianas do hidróxido de cálcio, que incluem a hidrólise dos lipopolissacáridos da parede celular bacteriana, a neutralização das endotoxinas bacterianas e a redução dos organismos anaeróbios através da absorção de dióxido de carbono.[2] Vários estudos demonstraram resultados de sucesso de até 80% com o capeamento pulpar com hidróxido de cálcio em dentes decíduos envolvidos, com ou sem inflamação coronal. Muitos autores resumiram e discutiram a citotoxicidade e a biocompatibilidade de vários materiais utilizados para a proteção do complexo dentina-polpa, tais como o hidróxido de cálcio, os sistemas adesivos, os compósitos de resina e os cimentos de ionómero de vidro. Estes materiais, quando colocados em contacto direto ou indireto com o tecido pulpar, verificou-se que o único material que parece estimular a reparação pulpar precoce e a formação da barreira de tecido duro da dentina é o hidróxido de cálcio.[36] O hidróxido de cálcio também tem algumas desvantagens. As formulações auto-polimerizáveis são altamente solúveis e estão sujeitas a dissolução ao longo do tempo, embora se tenha notado que, quando o hidróxido de cálcio se perde devido à dissolução, já ocorreu a formação de pontes de dentina. O hidróxido de cálcio não tem qualidades adesivas inerentes e proporciona um selamento deficiente. Outra crítica ao hidróxido de cálcio é o aparecimento dos chamados "defeitos de túnel" na dentina reparadora formada por baixo dos tampões pulpares de hidróxido de cálcio. Um defeito em túnel tem sido descrito como uma patência desde o local da exposição através da dentina reparadora até à polpa, por vezes com fibroblastos e capilares presentes no interior do defeito. No entanto, outros investigadores descobriram que a qualidade da dentina reparadora melhora à medida que a ponte se torna mais espessa e que, muitas vezes, os defeitos do túnel não são patentes com a polpa. Parece que os defeitos em túnel não são um achado comum em estudos humanos que envolvem o capeamento pulpar direto com hidróxido de cálcio. Há menos estudos que observam defeitos de túnel e mais estudos que não observam defeitos de túnel. Acredita-se que o hidróxido de cálcio efectua a reparação pulpar através de um ou mais de vários mecanismos de ação. O hidróxido de cálcio possui propriedades antibacterianas, o que pode minimizar ou eliminar a penetração bacteriana na polpa. Tradicionalmente, acredita-se que o pH elevado do hidróxido de cálcio causa irritação do tecido pulpar, o que estimula a reparação através de um mecanismo desconhecido. Nos últimos anos, este "mecanismo desconhecido" pode ser explicado pela libertação de moléculas bioactivas. Sabe-se que uma variedade de proteínas é incorporada na matriz da dentina durante a dentinogénese. De particular importância para o tópico do capeamento pulpar é o facto de pelo menos duas destas proteínas, a Proteína Morfogénica Óssea (BMP) e o Fator de Crescimento Transformador-Beta Um (TBF- β1), terem demonstrado a capacidade de estimular a reparação pulpar. Além disso, sabe-se que o hidróxido de cálcio solubiliza estas proteínas da dentina, dando crédito à libertação destas moléculas bioactivas como um mediador significativo na reparação pulpar após o capeamento pulpar.[69]

Yoshimine et al demonstraram os potenciais benefícios do capeamento pulpar direto com **cimento à base de fosfato de tetracálcio.** Tal como o fosfato de cálcio, este material tem a capacidade de ser gradualmente convertido em hidroxiapatite ao longo do tempo. Em contraste com o hidróxido de cálcio, o cimento de fosfato tetracálcico induziu a formação de pontes sem necrose tecidular superficial e com ausência significativa de inflamação pulpar.[2]

CORTICOSTERÓIDES E ANTIBIÓTICOS:[2]

Foram sugeridos corticosteróides e/ou antibióticos para o capeamento pulpar direto na fase de pré-tratamento e também para serem misturados com hidróxido de cálcio, com o objetivo de reduzir ou prevenir a inflamação pulpar. Estes agentes incluíam neomicina e hidrocortisona, cleocina, cortisona, ledermix (hidróxido de cálcio mais prednisolona), penicilina e Keflin (cefalotina sódica). Embora muitas destas combinações tenham reduzido a dor na sua maioria, verificou-se que apenas preservavam a inflamação crónica e/ou reduziam a dentina reparadora. Além disso, Watts e Paterson caustioned que os compostos anti-inflamatórios não devem ser usados em pacientes com risco de bacteremia. Muitos autores descobriram, no entanto, que a vancomicina, em combinação com o hidróxido de cálcio, era um pouco mais eficaz do que o hidróxido de cálcio utilizado isoladamente e estimulava uma ponte de dentina reparadora mais regular

CIMENTOS DE POLICARBOXILATO:

Estes cimentos também foram sugeridos como um material de capeamento direto. O material demonstrou não ter um efeito antibacteriano e não estimulou a formação de pontes calcárias nas polpas de dentes primários e permanentes de macacos. Num estudo, o hidróxido de cálcio e o óxido de zinco foram incorporados num ácido poliacrílico aquoso a 42% e esta combinação foi utilizada para a exposição direta da polpa em pacientes com idades compreendidas entre os 10 e os 45 anos. Esta mistura mostrou uma ligação mais rápida da dentina durante as exposições em 88 a 91% dos pacientes quando comparada com o dycal como controlo.[2]

FIBRAS DE COLAGÉNIO:

Como se sabe que as fibras de colagénio influenciam a mineralização, alguns autores colocaram esponjas de colagénio húmido modificadas com antigenicidade reduzida em dentes expostos à polpa de cães jovens.[15] Embora se tenha verificado que o material era relativamente menos irritante do que o hidróxido de cálcio, e com uma ponte dentinária mínima em 8 semanas, concluiu-se que o colagénio não era tão eficaz na promoção de uma ponte dentinária como o hidróxido de cálcio. Existe um mecanismo diferente para a produção de uma dentina mais verdadeira quando é utilizada uma solução de colagénio em vez de hidróxido de cálcio, uma vez que não ocorre necrose de coagulação.

FORMOCRESOL:

O formocresol, uma mistura de partes iguais de tricresol e formalina, tem sido utilizado como o material de capeamento mais comum para a fixação da polpa durante muitos anos. O raciocínio subjacente a uma modalidade proposta, que se o formocresol pode ser utilizado no capeamento pulpar direto de dentes decíduos, é que a inflamação pulpar está frequentemente confinada ao local de exposição na polpa coronal e uma variante modificada menos invasiva da pulpotomia pode ser suficiente. Esta modalidade de tratamento, que poderia ser designada por "micropulpotomia", substitui o cimento de hidróxido de cálcio, um agente incriminado pelo insucesso do capeamento pulpar direto, por um penso de óxido de zinco-eugenol. Além disso, quando a polpa é medicada com formocresol no local de exposição, não há contacto virtual do material de capeamento com a polpa vital. Devido ao sucesso clínico do formocresol quando utilizado na terapia pulpar primária, como pulpotomias e pulpectomias, vários investigadores ficaram intrigados com a possibilidade da sua utilização como medicamento na terapia direta de capeamento pulpar. Um autor aplicou formocresol em força total durante 2 minutos sobre exposições pulpares alargadas em dentes decíduos e verificou um sucesso clínico de 97% após 6 meses. Outros autores relataram a ausência de inflamação e a formação de pontes de dentina em 15 dentes experimentais quando as exposições foram medicadas com formocresol durante 5 minutos e capeadas com uma mistura de formocresol e cimento ZOE. Garcia-Godoy obteve uma taxa de sucesso clínico e radiográfico de 96% em molares decíduos humanos expostos, quando capeados com uma pasta de um quinto de formocresol diluído misturado com uma pasta de ZOE e cobertos com um cimento ZOE reforçado. Num estudo de acompanhamento de 2 anos, o formocresol e o hidróxido de cálcio foram utilizados como capeamento pulpar direto para dentes decíduos humanos. De acordo com os resultados, os resultados clínicos e radiográficos a dois anos do capeamento pulpar direto com formocresol foram superiores aos do capeamento pulpar direto com hidróxido de cálcio. A utilização de formocresol pode reduzir substancialmente a inflamação da polpa e pode impedir a diferenciação de células mesenquimatosas na polpa primária através da supressão das moléculas de sinalização inflamatória necessárias para a diferenciação.[40]

AGENTES DE LIGAÇÃO HIBRIDIZANTES:

Evidências recentes demonstraram que a eliminação da microinfiltração bacteriana é o fator mais significativo que afecta a biocompatibilidade dos materiais de restauração. Uma das principais deficiências das preparações de hidróxido de cálcio é a sua falta de adesão aos tecidos duros e a consequente incapacidade de proporcionar um selamento adequado contra a microinfiltração. Para além disso, verificou-se que os materiais de hidróxido de cálcio se dissolvem sob restaurações onde ocorreu microinfiltração, resultando no acesso bacteriano à polpa. Atualmente, os agentes de ligação dentinária hibridizantes, tais como, Amalgam bond ou C & B MetaBond, Parkell Products, representam o estado da arte na adesão mecânica à dentina com o consequente controlo da microinfiltração sob as restaurações. Os autores demonstraram a eficácia dos adesivos 4-META-MMA-TBB na obtenção de um selamento biológico efetivo. Alguns demonstraram que as polpas seladas com 4-META apresentaram deposição de dentina reparadora sem patose pulpar subjacente.[2]

AGREGADO DE TRIÓXIDO MINERAL (MTA):

É um material hidrofílico que tem um tempo de presa de 3 horas na presença de humidade. As principais vantagens do MTA incluem uma excelente capacidade de selamento, uma boa resistência à compressão comparável à do IRM e uma boa biocompatibilidade. Muitos autores documentaram uma formação superior de pontes e a preservação da vitalidade da polpa com o MTA quando comparado com o hidróxido de cálcio na técnica de capeamento pulpar direto. Alguns autores utilizaram o MTA para observar os efeitos clínicos, radiográficos e histológicos no capeamento pulpar direto e na pulpotomia de dentes decíduos.[27] Um caso de pulpotomia e dois casos de capeamento pulpar apresentaram dor pós-operatória e sinais de degeneração pulpar. É provável que isso seja o resultado de uma remoção mais completa das bactérias do dente e não de qualquer outro fator. Um problema inerente ao tratamento de qualquer polpa exposta é a falta de capacidade dos clínicos para diagnosticar com exatidão o verdadeiro estado da polpa e para prever a capacidade da polpa para responder a qualquer forma de terapia. O nível de penetração bacteriana não pode ser determinado clinicamente e, por isso, pode haver casos em que o médico tenha seguido os procedimentos de rotina para remover todas as cáries, mas algumas bactérias já penetraram na polpa ou penetraram mais do que o nível em que o capeamento pulpar está a ser realizado. Ao remover mais tecido pulpar num procedimento de pulpotomia, é possível que permaneçam menos bactérias. Além disso, a polpa radicular pode não ter sido afetada pela presença das bactérias antes do tratamento. Em contraste, quando uma polpa é exposta durante a remoção de cáries, as bactérias podem ser inadvertidamente forçadas a entrar na câmara pulpar, para além de a polpa poder já estar comprometida ou inflamada pela profundidade da penetração bacteriana antes do tratamento. O objetivo da terapia pulpar conservadora é manter o tecido pulpar radicular numa condição viável.

Idealmente, a polpa deve permanecer saudável e estar rodeada por odontoblastos. No entanto, neste estudo, o exame histológico indicou que nem todas as polpas estavam completamente saudáveis, sendo que a maioria apresentava alguma inflamação ligeira. A resposta clinicamente favorável ao tratamento deve-se possivelmente a uma combinação de factores como a remoção de todas as bactérias, o efeito selador e a baixa toxicidade dos materiais utilizados. Radiograficamente, nenhum dos dentes apresentava reabsorção interna, que é geralmente o resultado de uma polpa inchada e inflamada. Para além disso, não se verificou qualquer alteração no aspeto dos sacos pericoronários dos dentes permanentes subjacentes. Ambos os achados são provavelmente devidos à biocompatibilidade do MTA. O MTA parece encorajar a formação de pontes de dentina em polpas expostas e isto pode dever-se a uma combinação da sua capacidade de selamento, biocompatibilidade e alcanidade. Acredita-se que o MTA tem efeitos diferentes em diferentes tecidos. Neste estudo, verificou-se a presença de odontoblastos normais e irregulares, o que pode ser devido à ação dos trióxidos e óxidos do MTA sobre as células. O MTA também estimula a libertação de células semelhantes ao osso, que promovem ativamente a formação de tecido duro. Um estudo verificou que, quando em contacto com o fluido tecidular sintético, o MTA desencadeia a precipitação de hidroxiapatite (HA) na sua superfície e no fluido circundante.[73] Neste estudo, a formação de tecido com caraterísticas histológicas semelhantes às do cemento foi encontrada ao lado da polpa no interior do canal radicular. Isto sugere que é necessária investigação adicional para determinar como é que o tecido duro específico se diferencia e para identificar as causas e consequências da formação deste tecido duro. Os autores compararam as propriedades do MTA com as do $Ca(OH)_2$ e registaram várias semelhanças. Também sugeriram que o $Ca(OH)_2$ actua na dentina da mesma forma que actua no tecido pulpar. Um estudo estudou a ação do $Ca(OH)_2$ sobre a dentina e observou a presença de cristais minerais nos túbulos. Esses autores acreditam que esses cristais depositados nos túbulos dentinários podem ser de $Ca(OH)_2$. Os trióxidos minerais, particularmente os de cálcio, reagem com os fluidos teciduais e formam cristais de cálcio semelhantes aos observados com o $Ca(OH)_2$.Este estudo demonstrou que o MTA pode ser utilizado como material para capeamento pulpar direto e pulpotomias em dentes decíduos. No entanto, embora o MTA ofereça algumas vantagens, existem algumas desvantagens associadas a este material. A principal desvantagem é o tempo de presa (cerca de quatro horas) e a necessidade de o material estar em contacto com a água durante a reação de presa. Os dentes não podem ser deixados sem restauração durante este período de tempo, pelo que uma bola de algodão humedecida e uma restauração provisória foram deixadas nos dentes até uma consulta posterior. Assim, os dentes tiveram de ser reintroduzidos para remover a pelota de algodão e, em seguida, necessitaram de outra restauração.[27]

O tratamento direto de capeamento pulpar geralmente não é recomendado para dentes decíduos, pois o prognóstico é geralmente ruim. Muitos autores afirmam que o alto conteúdo celular do tecido pulpar primário pode ser responsável pelo insucesso do capeamento pulpar direto em dentes decíduos. Eles acreditam que células mesenquimais indiferenciadas podem se diferenciar em células odontoclásticas em resposta ao processo de cárie ou ao material de capeamento pulpar, o que poderia levar à reabsorção interna. No entanto, num estudo, não foi observada qualquer falha no acompanhamento clínico a longo prazo dos dentes decíduos tratados com MTA ou hidróxido de cálcio como materiais de capeamento pulpar. Após um procedimento de capeamento pulpar, a fuga bacteriana através da restauração final é considerada por alguns como sendo mais prejudicial para o resultado do que a contaminação bacteriana no momento do tratamento. Este facto sublinha a necessidade de um bom selamento da restauração final após a conclusão do procedimento de capeamento pulpar.[74]

Outro estudo comparou as taxas de sucesso clínico e radiográfico do capeamento pulpar direto (CPD) utilizando um novo biomaterial chamado cimento de Mistura Enriquecida com Cálcio

(CEM) versus Agregado de Trióxido Mineral (MTA) em dentes molares primários. O cimento de mistura enriquecida com cálcio (CEM), um biomaterial recentemente introduzido, tem boa biocompatibilidade, capacidade de induzir a formação de tecido duro, incluindo hidroxiapatite, e pode resistir à reentrada microbiana. O cimento CEM tem uma capacidade de selagem adequada. Fixa-se em ambientes aquosos, tem uma atividade antibacteriana notável e um tempo de fixação rápido

(<1 hora). E os resultados não mostraram sinais clínicos, incluindo dor, inchaço, luxação patológica e sensibilidade à percussão. Apenas um dente com fístula foi detectado no grupo do cimento CEM. Nenhum sinal radiográfico indicando falha no tratamento foi observado no estudo. Portanto, a taxa de sucesso radiográfico para os dois grupos experimentais (MTA e CEM) foi de 100%. Este estudo indicou que o cimento CEM pode ser utilizado como um biomaterial apropriado para o CPD de dentes decíduos.[75]

LAZERS:

Outros avanços técnicos inovadores para travar o processo carioso e iniciar a reparação de tecido potencialmente danificado incluem a utilização de lazers. A terapia com ozono é um método de tratamento moderno e não invasivo. A palavra ozono foi descoberta por Schonbein em 1840 e compreende uma variação alotrófica do oxigénio. É uma forma activada e trivalente de oxigénio e possui uma forte atividade antimicrobiana, efeito desbridante, poderosas propriedades oxidantes e pode estimular a angiogénese. É um agente oxidante muito poderoso que pode matar uma grande variedade de desinfectantes e é um gás muito instável. No ar, tem uma durabilidade de apenas alguns minutos, enquanto que na água, dura alguns dias. No entanto, quando o ozono é dissolvido numa base de óleo, como o azeite 100% puro, tem uma vida útil medida em meses a anos. Atualmente, é utilizado como azeite ozonizado (Oleozon), que é amplamente utilizado como agente terapêutico clínico para a cicatrização de feridas. Um estudo confirmou que o capeamento pulpar direto com Oleozon induziu menos graus de irritação na polpa dentária em comparação com o Dycal. Foi relatado que a exposição ao ozono está associada à ativação de factores de crescimento, que são importantes para regular as reacções inflamatórias e, consequentemente, o processo de cicatrização de feridas. O aumento das fibras de colagénio e dos fibroblastos indicou que o ozono pode atuar na cicatrização direta ou indiretamente através da síntese de colagénio e da proliferação de fibroblastos. A deposição de colagénio pelos fibroblastos durante o processo inflamatório é um evento chave para a reparação da polpa humana, afirmando que o aumento da expressão do fator de crescimento derivado das plaquetas (PDGF) e do fator de crescimento transformador-β (TGF-β) estavam correlacionados com o aumento das fibras de colagénio e da proliferação de fibroblastos. Isto foi explicado por muitos estudos em que o aumento da vascularização pode ser devido ao aumento da expressão dos factores de crescimento endotelial vascular (VEGF) pela ozonização, que é a principal citocina da vascularização na fase tardia da cicatrização. Alguns estudos afirmam que a melhoria do fornecimento de o2 e a libertação de factores de crescimento parecem ser benéficos para acelerar a cicatrização de feridas. Assim, o tratamento da polpa com azeite ozonizado funciona provavelmente através da promoção da síntese de colagénio, da proliferação de fibroblastos e da melhoria da circulação. Em conjunto, podemos inferir que a aplicação de ozono pode ser considerada como um método terapêutico para melhorar a cicatrização do tecido pulpar.[41]

PULPOTOMIA

DEFINIÇÃO:

Remoção completa da porção coronal da polpa dentária, seguida da colocação de um penso ou medicamento adequado que promova a cicatrização e preserve a vitalidade do dente[76]

De acordo com Grossman, a pulpotomia é definida como a remoção cirúrgica da polpa coronal e os seus objectivos são a preservação da vitalidade da polpa radicular e o alívio da dor.

As diretrizes da AAPD de 2003-2004 para a terapia pulpar em dentes decíduos e dentes permanentes jovens descrevem o procedimento de pulpotomia em dentes decíduos como a amputação da porção coronal afetada ou infetada da polpa dentária, preservando a vitalidade e a função de toda ou parte da polpa radicular remanescente.

CLASSIFICAÇÃO

A pulpotomia pode ser classificada de acordo com os objectivos do tratamento

1. Pulpotomia de desvitalização (mumificação)

a) Pulpotomia com formocresol

b) pulpotomia electrocirúrgica

c) Pulpotomia a laser

2. Preservação (desvitalização mínima, não indutiva)

a) gluteraldeído

b) Sulfato férrico

3. Regeneração (indutiva, reparadora)

a) hidróxido de cálcio

b) Proteína morfogénica óssea

Também pode ser classificado consoante o número de visitas.

1. Pulpotomia de visita única

2. Pulpotomia com múltiplas visitas

A primeira técnica de pulpotomia foi defendida por Sweet em 1930 como uma técnica de múltiplas visitas para dentes vitais e não vitais. Depois, a abordagem de múltiplas visitas foi reduzida para duas visitas num dente vital, por Kennedy D.B 1986.

Justificação:

Quando a polpa coronal é exposta por traumatismo ou procedimento operatório, entrada cariosa de bactérias, ou iatrogenicamente, produz alterações inflamatórias no tecido. Através da excisão cirúrgica da polpa coronal, a área infetada e inflamada é removida, deixando o tecido pulpar vital e não afetado no canal radicular, bem preservado. A remoção da porção inflamada da polpa proporciona um alívio temporário e rápido da pulpalgia. Além disso, o tecido não infetado pode ser reparado enquanto se completa a apexogénese, ou seja, o desenvolvimento e a calcificação da extremidade da raiz.

Os materiais utilizados para este procedimento consistem em mumificar ou fixar o tecido ou conservante, tecido não inflamado ou promover a cicatrização através da formação de uma ponte. Tal como nos casos de formação de uma ponte para promover a cicatrização, as células indiferenciadas na zona rica em células proliferam e diferenciam-se em odontoblastos subjacentes à área de necrose. Estes odontoblastos recém-diferenciados formam uma camada de uma célula que produz dentina reparadora para formar uma ponte que cobre e protege a polpa. Outra teoria propõe que os novos odontoblastos se desenvolvem a partir de fibroblastos e não de células mesenquimais indiferenciadas. Em contrapartida, existem materiais que fixam ou produzem uma área de necrose na polpa adjacente a ela. Este efeito de fixação diminui à medida que se avança apicalmente através das camadas da polpa. Normalmente, o terço apical da polpa não é afetado e mantém a sua vitalidade durante muito tempo. Por isso, a pulpotomia é uma operação segura e útil para manter a vitalidade da polpa radicular.

Indicações:

1. Os dentes decíduos vitais mecanicamente expostos são indicados para pulpotomia numa única consulta
2. Uma exposição cariosa vital num dente primário sintomático (berger J.E 1965)
3. Uma exposição iatrogénica sob isolamento adequado
4. No tratamento de dentes decíduos vitais envolvidos em pulpite com manifestação de resposta inflamatória.
5. No tratamento de dentes permanentes jovens, vitais e pulpares com ápices abertos.
6. No tratamento de dentes permanentes vitais fracturados com exposição pulpar superior a um milímetro quadrado e com tempo decorrido inferior a 72 horas.

Contra-indicações:

Qualquer sinal ou sintoma que sugira que a inflamação se estendeu para além da polpa coronária até aos canais radiculares, incluindo os seguintes

1. Dor espontânea
2. Tendência para a percussão
3. Inchaço e fístula
4. Pus ou exsudado seroso no local da exposição
5. Mobilidade patológica
6. Hemorragia incómoda dos cotos pulpares amputados
7. Radiolucência periapical ou inter-radicular
8. Resolução de raiz interna
9. Calcificação da polpa
10. Sensibilidade anormal ao calor ou ao frio / pulpalgia crónica

Avaliação :
Uma avaliação pré-operatória minuciosa determina se está indicada a terapia pulpar ou a extração.

Se a opção for a conservação, a avaliação irá designar a técnica correta. As considerações específicas incluem a recolha de uma história clínica completa, um exame das condições orais, uma avaliação dos dentes individuais e a utilização de meios de diagnóstico primários e suplementares para chegar a um plano de tratamento completo.

Historial médico:

Uma anamnese completa pode revelar problemas sistemáticos que influenciam o tratamento. As discrasias sanguíneas e a redução da resistência às infecções requerem uma atenção especial. Outro grupo de jovens adultos que requer um tratamento cuidadoso é o dos que têm doenças cardíacas congénitas ou adquiridas ou perturbações cardíacas. Nestes casos, pode justificar-se a instituição de profilaxia antibiótica.

Gestão do espaço:

A atenção deve ser dirigida para o desenvolvimento da oclusão com cáries interproximais de longa duração e/ou extração intempestiva de dentes primários, podendo ocorrer perda de espaço. A maioria das perdas de espaço ocorre quando um dente decíduo adjacente a um dente permanente em erupção é perdido prematuramente. Além disso, em alguns casos, a extração pode ser indicada. A remoção planeada de molares primários, com mau prognóstico, pode ser vista como uma modificação de um programa de extração em série.

Avaliação dos dentes:

A vida útil prevista do dente, a estrutura dentária sã remanescente disponível e o estado da polpa determinarão a modalidade de tratamento. Os dentes que sofrem reabsorção radicular envolvendo metade do comprimento da raiz ou mais não são considerados para terapia endodôntica conservadora. Além disso, os dentes tão severamente destruídos por cáries que não existe estrutura suficiente para suportar uma restauração têm um mau prognóstico.

MEDICAMENTOS UTILIZADOS NA PULPOTOMIA

Formocresol

Gluteraldeído

Hidróxido de cálcio

Óxido de zinco eugenol

Sulfato férrico

Proteína morfogénica óssea e proteína osteogénica

Pasta desvitalizante para formaldeído

Cresol de madeira de faia

Solução de colagénio enriquecida

Suberedinato de dimetilo

Tetrandina

Osso liofilizado

Agregado de trióxido mineral

Lasers

Ledermix

Emdogain gel (derivado da matriz do esmalte)

Feracrilum(hemolock)

Hipoclorito de sódio

Preparação liofilizada e liofilizada derivada de plaquetas

FORMOCRESOL

INTRODUÇÃO E COMPOSIÇÃO :

Sweet (1930), introduziu a técnica do formocresol com múltiplas visitas. A metodologia original de Sweet exigia que o procedimento fosse realizado em várias consultas, em que o formocresol era deixado em contacto com o tecido radicular durante longos períodos de tempo. Outro estudo utilizou um procedimento de duas consultas, em que o formocresol era aplicado no dente na primeira consulta. A base (óxido de zinco-eugenol) misturada com paraformaldeído, foi colocada no mesmo dente na consulta seguinte. Redig (1968), relatou o sucesso de um protocolo de formocresol de cinco minutos.[8]

Formocresol de Buckley.

Formalina-19%

Tricresol-35%

Glicerina-15%

e água.

A utilização de uma diluição de um quinto desta formulação pareceu ser igualmente eficaz.[3]

Para preparar uma concentração 1:5 desta fórmula, misturar primeiro 3 partes de glicerina com 1 parte de água, depois adicionar 1 parte de formocresol da Buckley e misturar novamente.[8]

Foram obtidos resultados bem sucedidos utilizando uma diluição de 1:5 desta solução, que é amplamente utilizada. Esta diluição é tão eficaz como a fórmula original de Buckley e permite uma recuperação mais rápida de todos os dentes, representando um medicamento mais rápido do que os danos irrecuperáveis causados pela concentração total. Sweet utilizou o formocresol de aplicação diária para pulpotomia. Emerson (1959) determinou uma ação significativa do formocresol nos primeiros cinco minutos. Quando a aplicação de formocresol excede três dias, observou-se calcificação linear que se manifesta verticalmente ao longo das paredes do canal radicular. Autores compararam a eficácia relativa do formocresol de Buckley e do hidróxido de cálcio na terapia pulpar vital de molares primários e confirmaram a eficácia clínica de uma diluição de um quinto do formocresol de Buckley como agente no tratamento pulpar. No entanto, o hidróxido de cálcio na sua forma pura, em pó, é uma alternativa clinicamente aceitável quando combinado com critérios de seleção rigorosos para este método de tratamento restaurador. O tempo mínimo de aplicação do formocresol parece ser de cinco minutos. 84% dos dentes tratados com formocresol e 77% dos dentes tratados com hidróxido de cálcio foram clínica e radiograficamente bem sucedidos.[3] Num estudo, as pulpotomias com formocresol foram consideradas superiores às pastas de hidróxido de cálcio e hidróxido de cálcio-iodofórmio em pulpotomias de molares primários. A técnica de pulpotomia com FC não requer cuidados adicionais para evitar a formação de um coágulo sanguíneo entre o formocresol e a polpa remanescente. As caraterísticas de fixação do FC diminuem o potencial de infeção até que os dentes decíduos possam ser esfoliados com elevado sucesso clínico. A técnica de pulpotomia com FC não requer cuidados adicionais para evitar a formação de um coágulo sanguíneo entre o formocresol e a polpa remanescente. As caraterísticas de fixação do FC diminuem o potencial de infeção até que os dentes decíduos possam ser esfoliados com elevadas taxas de sucesso clínico.[77] Assim, a pulpotomia com FC parece ser o tratamento preferido para dentes decíduos cariados com um tamanho de exposição maior do que um ponto, enquanto as técnicas vitais são preferidas para um tamanho de exposição de ponto.

Outro autor realizou um estudo comparando uma pulpotomia com duas consultas com uma pulpotomia com formocresol de 5 minutos. Verificaram que não havia vantagem num procedimento de duas consultas, uma vez que as taxas de sucesso eram semelhantes. Outro estudo comparou a resposta pulpar de vários tempos de aplicação do formocresol em cães. Verificou-se que um tempo de aplicação de 1min produziu menos inflamação do que 3-5minutos, também se verificou que o formocresol foi incorporado na base ZOE, produzindo mais resposta inflamatória.[2]

Modo de ação:

O formocresol actua através do grupo aldeído do formaldeído, formando ligações com os grupos laterais dos aminoácidos, tanto das proteínas bacterianas como do tecido pulpar remanescente. É um agente bactericida e desvitalizante. Mata e converte as bactérias e o tecido pulpar em compostos inertes e inativa a enzima oxidativa no tecido pulpar adjacente ao local da amputação. As propriedades de ligação às proteínas e a inibição das enzimas que podem decompor o tecido pulpar resultam na fixação do tecido pulpar pelo formocresol.

Observação histológica:

Os estudos histológicos dos dentes pulpotomizados tratados com formocresol revelaram a existência de várias zonas distintas apicais ao local da amputação.

Os autores relataram um estudo histológico de 43 dentes decíduos e permanentes que haviam sido tratados com as técnicas de pulpotomia com formocresol. Observaram que a superfície da polpa imediatamente abaixo do formocresol tornou-se fibrosa e acidófila poucos minutos após a aplicação do formocresol. Esta reação foi interceptada como sendo de fixação do tecido pulpar vivo.[2] Após a exposição da polpa ao formocresol, observaram-se as seguintes zonas histológicas distintas:

Uma ampla zona acidófila de fixação na parte mais coronal da polpa radicular.

A zona de fixação é uma zona inerte sem bactérias, resistente à autólise e que, aparentemente, actua como dissuasor de novas infiltrações microbianas

Uma ampla zona de atrofia de coloração pálida na região média da polpa radicular, onde as células e as fibras estavam muito diminuídas.

Uma zona ampla de células inflamatórias que se difundem profundamente na polpa normal subjacente na região apical.

Não foi observada qualquer tendência para isolar a zona inflamatória através de uma camada fibrosa ou de uma barreira calcária. Não foi evidente a formação de dentina reparadora lateralmente, centralmente ou perifericamente. Em vez disso, ocorreu uma fixação progressiva do tecido pulpar com fibrose final de toda a polpa.

Preocupações relativas ao formocresol:[9]

Há mais de 20 anos que surgem preocupações sobre a segurança do formocresol na literatura médica e dentária. O cresol é localmente destrutivo para os tecidos vitais, mas o seu potencial de distribuição sistémica após o tratamento de pulpotomia é insignificante. A maior preocupação tem sido com o componente formaldeído do formocresol. Foram efectuadas muitas investigações para medir o risco de exposição ao formocresol. Foram comunicadas pelo menos 3 áreas de preocupação em relação ao formocresol: mutagenicidade, carcinogenicidade e sensibilização imunitária. Foi demonstrada em cães a formação de anticorpos que levam à sensibilização imunitária ao formaldeído após a pulpotomia com formocresol.[9]

Embora a taxa de sucesso clínico da pulpotomia com formocresol seja satisfatória, o próprio medicamento dá origem a vários problemas;

Transporte sistémico **pós-operatório**

Possíveis efeitos no esmalte de

Possibilidade de carga de fixação reversível para a formação de auto-anticorpos

Mutagenicidade e carcinogenicidade

Destruição da integridade celular devido ao fator cresol

Alteração irreversível do tecido conjuntivo

Estudos clínicos envolvendo a aplicação tópica crónica de formol demonstraram que o medicamento produz leucoplasia e lesões semelhantes a carcinoma in situ. Vários investigadores apoiaram o inconveniente do formocresol como medicamento para pulpotomia. Muitas investigações apoiaram o potencial tóxico do formocresol como medicamento de pulpotomia.

Mutagenicidade e carcinogenicidade:

Resultados de estudos da polpa dentária envolvendo ratos, cães e macacos mostraram que o formaldeído marcado com carbono radioativo (14 C) se distribuía pelo músculo, fígado, rim, coração, baço e pulmões, embora as quantidades detectadas fossem muito pequenas (1% da dose total administrada). Muitos autores concluíram que o formaldeído é absorvido sistemicamente nos locais de pulpotomia. No entanto, os seus estudos foram mal controlados e não determinaram se a marcação dos tecidos ocorreu por incorporação metabólica da porção do formaldeído marcado em macromoléculas ou por ligação covalente (formação de aductos proteicos). Num estudo não relacionado, o sangue venoso de ratos foi recolhido após a injeção de formaldeído ou de formiato na veia da cauda. Verificaram que a marcação das proteínas e dos tecidos-alvo se devia à incorporação metabólica do metabolito radiomarcado do formaldeído e não à ligação covalente. Os perfis de radioatividade no sangue após estas injecções eram semelhantes, independentemente de a fonte ser o formaldeído ou o formiato. Estes resultados excluíram a possibilidade de a marcação das macromoléculas sanguíneas se dever à formação de aductos proteicos pelo formaldeído, uma vez que apenas o formaldeído é capaz de formar aductos proteicos, ao passo que tanto o formaldeído como o formiato são precursores da síntese de macromoléculas pelo pool de um carbono. Estudos dentários não apoiaram a afirmação de que o formaldeído, tal como utilizado em medicina dentária, é mutagénico. Num estudo[23] foi realizada uma pulpotomia com formocresol em 20 crianças, utilizando a fórmula original de Buckley (19% de formaldeído e 35% de cresol numa solução de 15% de glicerina e água). Amostras venosas periféricas foram colhidas de cada criança imediatamente antes e 24 horas após a pulpotomia, e linfócitos foram colhidos de cada amostra de sangue para cultura de células e análise citogenética. Não foram encontradas diferenças estatisticamente significativas entre os dois grupos em termos de aberrações cromossómicas, quebras cromatídicas ou lacunas cromatídicas, concluindo que o formocresol não é mutagénico. Os autores observaram aberrações cromossómicas em 1 (5%) dos 20 pacientes, mas não conseguiram determinar se o formocresol ou outras variáveis foram responsáveis por este achado. Outros estudos relataram o potencial mutagénico do formocresol, bem como de vários outros químicos habitualmente utilizados em medicina dentária. Utilizando uma linha celular de linfoma de rato e fibroblastos humanos em cultura e uma série de diluições de formocresol semelhantes a doses clínicas, estes autores concluíram que o formocresol não produziu danos detectáveis no ADN e não deve ser considerado genotóxico.

No entanto, a Agência Internacional de Investigação do Cancro (IARC), ao avaliar a literatura disponível, concluiu que existem provas suficientes, em experiências com animais e seres humanos, para classificar o formaldeído como cancerígeno. A IARC recomendou a substituição dos materiais que contêm formaldeído por alternativas mais seguras. Apesar dos esforços que os cientistas estão a fazer para encontrar um material de substituição adequado para o FC, os estudos sobre um novo material chamado Agregado de Trióxido Mineral (M.T.A.), desenvolvido por Torabinejad et al na Universidade de Loma Linda (Universidade de Loma Linda, CA, EUA) sugerem excelentes resultados quando é utilizado para pulpotomias em dentes decíduos.

Vantagens do formocresol.

Medicamento comummente disponível

Estável à temperatura ambiente

Longo prazo de validade

Elevado sucesso clínico e radiográfico da pulpotomia com formocresol

Desvantagens do formocresol

A reação com a pasta é reversível

É um medicamento muito cáustico

Em doses elevadas é tóxico

Potencial absorção sistémica e distribuição pelo corpo

Tem um potencial mutagénico e carcinogénico

Hidróxido de cálcio:

Desde a introdução do hidróxido de cálcio na medicina dentária por Herman (1920, 1930), este medicamento tem sido indicado para promover a cicatrização em muitas situações clínicas. No entanto, a referência inicial ao seu uso foi atribuída a Nygren (1838) para o tratamento da "fístula dentária", enquanto Codman (1851) foi o primeiro a tentar preservar a polpa envolvida. De acordo com Cvek (1989), o hidróxido de cálcio tornou-se mais conhecido na década de 1930, através do trabalho pioneiro de Hermann (1936) e da introdução desse material nos Estados Unidos (Teuscher & Zander 1938, Zander 1939). Os primeiros relatos de sucesso na cicatrização pulpar com hidróxido de cálcio apareceram na literatura entre 1934 e 1941. Desde então, e principalmente após a Segunda Guerra Mundial, as indicações clínicas para seu uso foram ampliadas e, atualmente, essa substância química é considerada o melhor medicamento para induzir a deposição de tecido duro e promover a cicatrização dos tecidos pulpares e periapicais vitais.[78]

Antes de 1930, quando Herman introduziu o hidróxido de cálcio como um agente de capeamento pulpar bem sucedido, a terapia pulpar consistia na desvitalização com arsénico e outros agentes fixadores. Herman demonstrou a formação de dentina secundária sobre os lados amputados de polpas vitais capeadas com hidróxido de cálcio. Teuscher e Zander confirmaram histologicamente a formação de pontes dentinárias completas com polpa radicular saudável sob curativo de hidróxido de cálcio. O hidróxido de cálcio produz necrose de coagulação na superfície de contacto da polpa. O tecido subjacente diferencia-se então em odontoblastos, que elaboram uma matriz em cerca de 4 semanas. Isto resulta na formação de uma ponte de dentina reparadora, causada pela qualidade irritante do hidróxido de cálcio altamente alcalino, que tem um pH de 11 a 12. Stanley identificou que os efeitos de ponte de dentina do hidróxido de cálcio ocorrem apenas quando o agente está em contacto direto com tecido pulpar saudável. O hidróxido de cálcio tem uma ação antibacteriana significativa, que tem sido identificada como um benefício adicional nos procedimentos de capeamento. Alguns autores resumiram as propriedades antibacterianas do hidróxido de cálcio, que incluem a hidrólise dos lipopolissacáridos da parede celular bacteriana, a neutralização das endotoxinas bacterianas e a redução dos organismos anaeróbios através da absorção de dióxido de carbono.

Existe uma controvérsia quanto à fonte de iões de cálcio necessários para a reparação da ponte dentinária no local de exposição. Alguns autores demonstraram que os iões de cálcio do material de capeamento não estavam envolvidos na formação da ponte; outros, no entanto, acreditam que os iões de cálcio do medicamento de capeamento entram na formação da ponte. Vários estudos demonstraram resultados de sucesso de até 80% com o capeamento pulpar com hidróxido de cálcio de dentes decíduos envolvidos, com ou sem inflamação coronal. Estas investigações apoiam a utilização de cimento de hidróxido de cálcio de material duro em vez de pastas de hidróxido de cálcio sem causar sequelas patológicas, tais como reabsorção interna, associadas ao insucesso do capeamento pulpar. Após uma investigação clínica de duas fórmulas de um composto de hidróxido de cálcio duro e autopolimerizável (dycal), um estudo concluiu que os revestimentos de hidróxido de cálcio são agentes eficazes para o capeamento pulpar direto e indireto, tanto em dentes decíduos como em dentes permanentes. Também verificou que as falhas neste estudo tendiam a estar associadas a restaurações falhadas e microinfiltração.

Composição:

Pó de hidróxido de cálcio misturado com água destilada para formar uma pasta cremosa com elevada alcalinidade.

Marcas próprias de hidróxido de cálcio:[78]

Calxyl (Otto & Co., Frankfurt, Alemanha). Esta pasta é a mais antiga pasta de hidróxido de cálcio fabricada e foi introduzida por Hermann (1920). Esta pasta é uma solução de hidróxido de cálcio em água com a adição dos seguintes sais sanguíneos: carbonato de sódio, cloreto de sódio, cloreto de cálcio, cloreto de potássio e vestígios de magnésio. É fabricada sem (rótulo vermelho) e com um radiopacificador (rótulo azul).

Pulpdent e Tempcanal (Pulpdent Corp., Brookline, MA, EUA). O Pulpdent é uma pasta comercial constituída por hidróxido de cálcio (52,5%) numa suspensão aquosa de metilcelulose (Goldberg 1982). Foi utilizada inicialmente no capeamento pulpar direto e na pulpotomia, sendo utilizada para apexificação e outras situações clínicas como perfurações, grandes lesões periapicais e reabsorções externas. As suas propriedades químicas foram avaliadas quanto ao seu efeito antibacteriano, efeito solvente, pH e composição.

Calvital (Neo Dental Chemical Products Co., Tóquio, Japão). Esta pasta foi originalmente proposta por Sekine et al. (1963) e é composta por um pó e um líquido. O pó tem a seguinte composição: hidróxido de cálcio (78,5%), iodofórmio (20%), guanoflacina (0,1%) e sulfatiazol (1,4%), enquanto o líquido é composto por T-caína (0,5%), propilenoglicol (50%) e água destilada (49,5%). Esta pasta foi avaliada para capeamento pulpar direto, pulpotomia em dentes decíduos, pulpotomia em dentes permanentes, curativo intracanal após pulpectomia vital e como obturação final acoplada a pontos de guta-percha.

Reogan (Vivadent, Schaan, Liechtenstein). Esta pasta é composta por hidróxido de cálcio, sulfato de bário, caseína e hidróxido de magnésio. Esta pasta foi descrita por Nyborg (1955) e tem sido indicada principalmente para procedimentos de apexificação humana e como penso de rotina em dentes vitais ou não vitais com ou sem lesões periapicais radiográficas.

Calasept (Scania Dental AB, Knvista, Suécia). Esta pasta foi introduzida na década de 1980 e é composta por hidróxido de cálcio (56%), cloreto de cálcio (8 mg), cloreto de sódio (0,35 mg), bicarbonato de sódio (4 mg), cloreto de potássio (8 mg) e água suficiente para 100 g de pasta. Foi utilizado no capeamento pulpar indireto, no capeamento pulpar direto, em casos de retratamento e em dentes luxados não vitais.

Hypocal (Ellinan Co., Hewlatt, NY, EUA). Segundo Goldberg (1982) esta pasta é composta por hidróxido de cálcio (45%), sulfato de bário (5%), hidroximetilcelulose (2%) e água (48%). No entanto, Ida et al. (1989) apresentaram a seguinte fórmula: hidróxido de cálcio (45%), sulfato de bário (5%), glicocelulose (2%) e água destilada (48%). Foi avaliada na apicificação de dentes decíduos e permanentes humanos.

Calcicur (VOCO, Auxhaven, Alemanha). De acordo com o fabricante, esta pasta é composta por hidróxido de cálcio radiopaco num veículo aquoso.

DT Penso temporário (Dental Therapeutics AB, Nacka, Suécia). De acordo com o fabricante, esta pasta é composta por hidróxido de cálcio não oxigenado e água destilada esterilizada.

Calcipulpe (SpecialiteAs Septodont, Saint-Maur, França). Esta pasta é composta por hidróxido de cálcio e carboximetilcelulose e foi avaliada quanto à sua libertação iónica e reacções pulpares após o capeamento direto da polpa humana.

Hidropulpe (Lab. Zizine, França). Esta pasta é composta por hidróxido de cálcio e sulfato de bário numa solução de benzoato de metilo. Esta pasta foi citada por Breillat & Laurichesse (1986) e Deveaux et al. (1986), mas não apareceram estudos na literatura que avaliassem as suas propriedades químicas ou biológicas.

Serocalcium (Casa Wild, Basileia, Suíça). Esta pasta tem uma composição semelhante à do Calxyl e tem sido utilizada para o capeamento direto da polpa e para a pulpotomia de dentes humanos.

Calcigel (Lab. Septodont, França), Endocal (Lab. Biodica, França), Hydroxine (Lab. Ato Zizine, França). Estas três marcas registadas são compostas basicamente por hidróxido de cálcio, metilcelulose e água.

Acrical (Bames-Hind Laboratories, EUA). Esta pasta é composta por cloridrato de 9-aminoacridina (0,2%), cloreto de benzalcónio (0,1%), hidróxido de cálcio (28%) e sulfato de bário (5%). O cloreto de benzalcónio é um detergente catiónico e, portanto, um veículo solúvel em água. Esta pasta foi avaliada para o capeamento pulpar em dentes humanos.

Calnex (Associated Dental Products Ltd, Londres, Reino Unido). Esta pasta contém hidróxido de cálcio esterilizado mais sais de soro sanguíneo e metilcelulose e foi avaliada em pulpotomias humanas.

Dycal: Introduzido pela primeira vez em 1962 pela L.D Caulk Company. Está disponível num sistema de 2 pastas constituído por uma base e um catalisador.

Hydrex (MPC): É um composto de endurecimento de duas pastas sem óleo essencial que contém hidróxido de cálcio, sulfato de bário, dióxido de titânio e uma resina selecionada.

Resultados clínicos:

Estudos relataram um sucesso de 49% num estudo de um ano de pulpotomia em dentes decíduos utilizando hidróxido de cálcio[79] e outros relataram uma taxa de sucesso histológico de apenas 50%, sucesso radiológico de 64% e sucesso clínico de 71% em 18 dentes pulpotomizados com hidróxido de cálcio.[80] Um estudo realizou pulpotomia em 130 dentes decíduos com hidróxido de cálcio e relatou uma taxa de sucesso radiográfico de apenas 20%. E outro estudo relatou 67% de sucesso clínico após 1 ano e 59% de sucesso clínico após 2 anos em 33 dentes decíduos pulpotomizados com hidróxido de cálcio. Alguns autores utilizaram cloreto de alumínio no tecido pulpar radicular antes da colocação do hidróxido de cálcio, tendo-se registado uma diminuição mais rápida da hemorragia.[81]

Um estudo efectuou uma avaliação clínica do glutraldeído com hidróxido de cálcio e mostrou uma taxa de sucesso clínico de 89,2%.[82] Outro estudo recente comparou a taxa de sucesso da pulpotomia parcial com hidróxido de cálcio versus pulpotomia com formocresol e o resultado levou-os a recomendar a utilização da pulpotomia parcial em vez da pulpotomia com formocresol. A pulpotomia parcial em dentes traumatizados baseia-se na facilidade de hemostasia da hemorragia pulpar para determinar o seu estado inflamatório. Em dentes com vascularização deficiente no local de exposição, a polpa deve ser amputada até ao nível em que se encontra tecido fresco a sangrar e a hemorragia pode ser controlada. A mesma teoria pode ser aplicada em dentes cariados, onde a polpa inflamada pode ser determinada como tendo sido removida quando a hemostase pulpar é facilmente alcançada, o que pode não exigir a remoção de toda a polpa coronal. A principal vantagem da pulpotomia parcial em relação à pulpotomia com formocresol é o menor nível de trauma cirúrgico, a melhor conservação da polpa coronária e a necessidade de menos tempo, um fator importante em odontopediatria. É sabido que o tratamento deve ter como objetivo uma intervenção mínima e a utilização da pulpotomia parcial em vez da pulpotomia com formocresol apoia este objetivo.[12]

No caso de lesões cariosas profundas que quase expõem a polpa na superfície oclusal, é mais fácil para o operador ver o local de exposição com a técnica de pulpotomia parcial. A amputação do tecido pulpar até uma profundidade de 2mm não é difícil de ser realizada, e pode-se facilmente notar as caraterísticas do tecido pulpar remanescente após a amputação. Como resultado da abertura de acesso oclusal limitada necessária, a preparação da cavidade pode reter uma obturação temporária ou um material de restauração menos extenso, como a resina composta, melhor do que uma lesão cariosa na superfície proximal, onde a preparação adicional da estrutura dentária efectuada para garantir uma visibilidade clara do local de exposição resulta em obturações temporárias que se deslocam mais facilmente. Neste estudo, se o operador não tivesse colocado a coroa de aço inoxidável na mesma consulta com a pulpotomia parcial, poderia ter ocorrido fuga, fratura ou deslocamento da obturação provisória, levando ao fracasso. A obliteração do canal pulpar, resultante da atividade descontrolada de células semelhantes a odontoblastos, demonstra que o dente reteve a vitalidade pulpar e, por isso, não foi considerado um fracasso. A terapia da polpa vital é um campo rapidamente emergente em que o objetivo da regeneração do complexo dentina-polpa é reproduzir a arquitetura normal do tecido. A nossa compreensão dos mecanismos moleculares que controlam a função das células semelhantes aos odontoblastos ainda é limitada e, como resultado, a obliteração do canal pulpar é frequentemente observada após a terapia pulpar vital.

Estudos a longo prazo mostraram que os resultados eram variáveis e algo imprevisíveis. O hidróxido de cálcio foi considerado um fracasso em dentes decíduos devido à maior incidência de desenvolvimento de inflamação crónica e reabsorção interna.[45] O material não proporciona uma adaptação estreita à dentina, não promove uma diferenciação consistente dos odontoblastos e demonstrou ser citotóxico em culturas de células; a formação de dentina reparadora resultante pode ser caracterizada por defeitos em túnel. Os defeitos em túnel nas pontes de dentina podem proporcionar uma via de penetração de microrganismos para ativar as células imunitárias circulantes, induzir a irritação da polpa e produzir a subsequente calcificação distrófica. Num estudo mais recente, o hidróxido de cálcio teve um desempenho significativamente pior do que o formocresol após 24 meses. No entanto, o risco de insucesso foi três vezes maior quando se utilizou hidróxido de cálcio do que quando se utilizou formocresol diluído. Áreas internas distintas de reabsorção foram a causa do insucesso radiográfico em 4 de 13 casos nos 36 meses. Em contraste, vários outros estudos relataram evidências de reabsorção interna como o principal modo de fracasso das pulpotomias com hidróxido de cálcio.[83] A reabsorção interna é o resultado da atividade odontoclástica e sugere que o dente está a reter algum grau de vitalidade e função ao longo do tempo. Embora a causa da reabsorção interna seja desconhecida, especula-se que qualquer que seja o fator precipitante, este produz uma alteração vascular na polpa que envolve uma inflamação e a formação de tecido de granulação. Acredita-se que a razão para a reabsorção interna após a pulpotomia seja o efeito irritante dos medicamentos presentes na pasta.[84] Alguns autores sugeriram que a reabsorção interna não pode ser considerada como um sinal de sucesso da pulpotomia. Alguns estudos anteriores, no entanto, não classificaram a reabsorção interna como um fracasso. Foi demonstrado que a reabsorção interna é iniciada pela perda de pré-dentina resultante da inflamação crónica do tecido pulpar que se desenvolveu em dentina desnudada. Esta reabsorção foi transitória ou interrompida na ausência de infeção pulpar, enquanto o tipo progressivo de reabsorção interna requer estimulação contínua por uma inflamação induzida por bactérias. Outro tipo de reabsorção interna é a substituição do tecido pulpar radicular por material calcificado. A reabsorção interna, quando observada, pode ser deixada para acompanhamento, antecipando a parada do processo ou o desenvolvimento de metamorfose calcificada. Apesar da implicação da reabsorção interna como um resultado da pulpotomia com hidróxido de cálcio, sugere-se agora que tal reabsorção se desenvolva após a pulpotomia devido a causas iatrogénicas.

Cimento de fosfato de cálcio (CPC)

O CPC, um membro dos biomateriais de fosfato de cálcio, é considerado um substituto ósseo de nova geração com potencial aplicação clínica em ortopedia e medicina dentária. Esta massa de cimento sofre um endurecimento isotérmico e é convertida em hidroxiapatite, o componente inorgânico básico do osso e dos dentes. Os investigadores projectaram vários méritos para o CPC como material dentário. As CPC são identificadas como o material de selagem/preenchimento mais adequado no tratamento endodôntico, para aumentar defeitos periodontais e como preenchimento ósseo de espaços em redor de implantes orais. Foi desenvolvido para a reparação de defeitos cranianos após neurocirurgia cerebral. Os componentes deste material incluem o fosfato tetracálcico e o fosfato dicálcico, que reagem num ambiente aquoso para formar hidroxiapatite, o componente mineral dos tecidos duros. Um estudo histológico comparou o cimento de fosfato de cálcio com o hidróxido de cálcio como agente de capeamento pulpar direto. Apesar de ambos os materiais produzirem resultados semelhantes no que respeita à biocompatibilidade da polpa e à formação de uma barreira de tecido duro, o cimento de fosfato de cálcio foi sugerido como uma alternativa viável devido (1) ao seu pH mais neutro, resultando numa menor destruição localizada do tecido (2) à sua resistência superior à compressão e (3) à sua transformação em hidroxiapatite ao longo do tempo.[2]

CHITRA CPC:[45]

O Chitra CPC é uma nova formulação de CPC com boas propriedades reológicas. Este material foi desenvolvido na Índia, no Sree Chitra Tirunal Institute For Medical Science And Technology, em Thirupvananthapuram. A avaliação da segurança e da eficácia do cimento é efectuada de acordo com as normas de orientação nacionais e internacionais. Uma vez que é biocompatível, osteocondutor, moldável, não tóxico, não imunogénico, com boa capacidade de selagem e com o menor potencial mutagénico ou carcinogénico. O Chitra- CPC aparentemente satisfaz todos os requisitos de um material de pulpotomia ideal. Os autores avaliaram e compararam a reação dos dentes caninos decíduos humanos a materiais indianos recentemente desenvolvidos, o cimento de fosfato de cálcio e chitra (chitra

CPC) e formecresol utilizado como agente de pulpotomia em dentes decíduos. A caraterística histológica mais comum do tecido pulpar fixado com formocresol era que, subjacente ao formocresol, se encontrava uma camada densa de zona fixa eosinofílica, abaixo da qual se encontrava a zona inflamatória com neutrófilos e linfócitos, seguida de tecido pulpar vital normal e saudável na maioria das amostras. Após a pulpotomia com Chitra CPC, o tecido pulpar apresentou graus variáveis de inflamação sem necrose inicial, seguido de polpa vital saudável normal. A resposta favorável do tecido pulpar ao CPC do que ao formocresol pode ser atribuída à sua biocompatibilidade, menor toxicidade e boa capacidade de selagem. Além disso, a reação de presa do CPC não é exotérmica. As lascas de dentina estavam presentes em 60-70%. O estudo mostrou que o CPC promoveu a formação de tecido duro na polpa. Foram observadas áreas irregulares de dentina reparadora mineralizada ao longo da parede da dentina na maioria das amostras. Os materiais de fosfato de cálcio induziram a formação de pontes dentinárias reparadoras diretamente sobre o biomaterial, sem a necrose inicial que ocorre inevitavelmente quando se utiliza $Ca(OH)_2$. Teoricamente, a biocompatibilidade do CPC combinada com a libertação de cálcio pode permitir que o CPC estimule os odontoblastos, promovendo assim a formação de pontes dentinárias. A presença de uma matriz de substrato sólido, ou seja, a base sobre a qual as células da polpa aderem e se transformam em células semelhantes aos odontoblastos, é uma necessidade para a dentinogénese reparadora. A capacidade do CPC para suportar a formação de uma ponte de dentina pode ser atribuída à sua excelente capacidade de selagem e ao seu rápido assentamento. Isto impede a difusão do material nos tecidos e reduz a microinfiltração durante o período de cicatrização. O Chitra-CPC mostrou uma fixação louvável às paredes da dentina. A microestrutura de poros estreitos, a estabilidade dimensional sem qualquer contração ou formação de fissuras na solidificação e a fixação às paredes da dentina asseguraram uma selagem eficaz contra a microinfiltração bacteriana. A presença de uma ponte de dentina proporciona uma proteção natural da polpa contra a microinfiltração de bactérias e impede a entrada de partículas nos tecidos pulpares. Para além disso, a formação de uma ponte não implica que a polpa esteja completamente selada do ambiente. A ponte formada é inicialmente permeável, mas à medida que o tempo avança, a permeabilidade diminui. O estudo demonstrou que o Chitra-CPC é biocompatível e induz uma resposta inicial de cicatrização, substitui a dentina reparadora, cria um suporte que diferencia as células para se ligarem e segregarem tecido mineralizado. Concluíram que o Chitra-CPC é mais biocompatível e oferece um potencial de cicatrização eficaz e a capacidade de induzir a formação de dentina sem uma área de necrose. O Chitra-CPC, um novo material de curativo pulpar que superou as desvantagens dos existentes, seria um dos mais desejáveis agentes de curativo pulpar para dentes decíduos nos próximos anos.

Óxido de zinco eugenol:

Quando o óxido de zinco eugenol é aplicado na dentina, a dor e a sensibilidade na polpa dentária são frequentemente reduzidas e o material é, por isso, denominado terapêutico, sedativo, anódino ou obturador. É frequentemente utilizado como um controlo negativo não tóxico, quando se testa a toxicidade pulpar de outros materiais de restauração. No entanto, quando é aplicado diretamente na polpa dentária, no tecido nervoso ou, em particular, nas células em cultura, o mesmo medicamento é considerado tóxico. O óleo de cravo-da-índia é uma parte integrante do ZOE. O cravo-da-índia, os botões de flores secos e não abertos da Eugenia aromática, uma planta tropical perene, é utilizado há milhares de anos como especiaria aromatizante de perfumes e a sua utilização continua ainda hoje.

Um grande avanço na utilização do óleo de cravo ocorreu quando Fiagg (1875) descobriu que uma mistura de óxido de zona e óleo de cravo forma uma massa plástica que endurece lentamente. Se a massa fosse colocada na cavidade dentária, exercia a ação farmacológica do óleo e proporcionava uma forma de restauração temporária. Este cimento pode ser utilizado como bases, pensos temporários, pastas de obturação endodôntica, materiais de moldagem, bolsas periodontais e como medicamento para pulpotomia.

COMPOSIÇÃO:

Estes cimentos são geralmente dispensados sob a forma de pó e líquido e, por vezes, como dois sistemas de pasta. O pH é de aproximadamente sete no momento em que são inseridos no dente. Assim, são um dos materiais dentários menos irritantes.

Tipos:

TYPE 1 ZOE : para cimentações temporárias

TYPE 2 ZOE: para cimentação permanente de aparelhos de restauração fabricados fora da boca

TIPO 3 ZOE: materiais de enchimento temporário, base de isolamento térmico

TIPO 4 ZOE : revestimentos de cavidades

Os principais constituintes do cimento ZOE são o óxido de zinco sob a forma de pó e o eugenol (óleo de cravinho) sob a forma líquida.

pó

óxido de zinco -69 ,0%

colofónia branca-29 ,3%

acetato de zinco-0 ,7%

estearato de zinco - 1,0%

líquido

eugenol -85%

óleo de cravo -15%

Uma das condições necessárias para a razão entre o óxido de zinco e o eugenol é que o reator orgânico tenha um grupo metoxi, orto ao grupo hidroxilo no anel benzénico. A primeira reação consiste na hidrólise do óxido de zinco ao seu hidróxido, pelo que a água é essencial para a reação.

HISTOLOGIA:

Os autores observaram reacções inflamatórias activas em todos os dentes tratados com ZOE como medicamento de pulpotomia. As reacções variaram de pulpite crónica simples a pulpite supurativa aguda. A hiperemia foi o achado consistente, tendo sido observados casos de deposição de calcificação associada a detritos dentinários e tentativa de formação de pontes. Alguns autores relataram que o óxido de zinco eugenol em contacto com o tecido pulpar vital produz inflamação, formação de abcessos e necrose de liquefação. Relataram que 24 horas após o capeamento pulpar de uma polpa com ZOE, o tecido subjacente adjacente

O tecido hemorrágico contém uma massa de glóbulos vermelhos e leucócitos PMN. A massa hemorrágica é demarcada do tecido pulpar subjacente por uma zona de fibrina e células inflamatórias. Duas semanas após o capeamento pulpar com ZOE, a degeneração da polpa é aparente no local da polpa e a inflamação crónica estende-se à porção apical do tecido pulpar. Observam-se plasmócitos linfocitários e leucócitos PMN à volta do local da ferida. O ZOE não conseguiu estimular a osteogénese. Um estudo encontrou 58% e 100% de taxa de sucesso radiográfico e clínico, respetivamente, em 17 dentes tratados com óxido de zinco eugenol, mas houve 0% de taxa de sucesso histológico. Concluindo assim que os dentes tratados com ZOE como medicamento de pulpotomia apresentaram respostas variáveis de inflamação aguda ou crónica, reabsorção interna, necrose de coagulação, hiperemia, destruição de odontoblastos e fibrose pulpar localizada subjacente ao local de amputação. O ZOE foi o primeiro agente a ser utilizado na modalidade de preservação. Um estudo relatou dados pós-operatórios de um ano, concluindo bons resultados do ZOE como medicamento para pulpotomia. Outros estudos também apoiaram a utilização do ZOE como medicamento de pulpotomia. Investigações anteriores do ZOE como agente de pulpotomia ou como base para pulpotomias sugerem que o ZOE pode causar inflamação pulpar, com um risco de reabsorção interna subsequente. Alguns afirmaram que a reabsorção interna estava associada ao eugenol. O ZOE, quando utilizado como base em pulpotomias, entra em contacto com o ambiente altamente perfundido da polpa e sofre hidrólise do eugenolato de zinco para produzir eugenol livre e hidróxido de zinco. Este eugenol entra em contacto direto com o tecido vital e provoca uma resposta inflamatória moderada a grave, resultando em inflamação crónica e necrose.[84]

Sulfato férrico:

O sulfato férrico foi sugerido como um substituto do formocresol. Foi relatado que apresenta resultados promissores como material de penso para pulpotomias em dentes decíduos. Na procura de um medicamento alternativo, Land e Johnson encontraram uma resposta pulpar favorável em macacos ao sulfato férrico como um medicamento promissor para pulpotomia. Um aldeído conhecido, o sulfato férrico, recebeu alguma atenção como agente de pulpotomia. Este composto hemostático foi proposto com base na teoria de que poderia evitar o problema da formação de coágulos, minimizando assim as hipóteses de inflamação e reabsorção interna. Quando o sulfato férrico entra em contacto com o sangue, forma um complexo proteico de iões férricos que oclui os vasos e promove a hemostasia. Gera um tampão por aglutinação de proteínas do sangue que sela os capilares sanguíneos. Fei et al apresentaram o primeiro estudo clínico do sulfato férrico como medicamento de pulpotomia para dentes decíduos e relataram o sucesso clínico e radiográfico combinado no final de um ano. Outros estudos compararam os medicamentos para pulpotomia, principalmente o formocresol, o sulfato férrico e o hidróxido de cálcio, e sugeriram que a taxa de sucesso de 89,2% pode ser recomendada como medicamento para pulpotomia.

Um estudo comparou o hidróxido de cálcio com formocresol, o MTA e o sulfato férrico e sugeriu que o formocresol e o sulfato férrico podem ser superiores a outros agentes.[83] Apesar dos resultados promissores relativamente à utilização do sulfato férrico, são necessários mais estudos, por exemplo, um período de acompanhamento mais longo e um maior número de dentes tratados com sulfato férrico para determinar o efeito a longo prazo nos dentes decíduos. Diferentes materiais de base, para além do óxido de zinco eugenol, podem ser utilizados como sub-base férrica, não como agente mumificador ou fixador. Assim, vários materiais de base diferentes devem ser usados para determinar a resposta pulpar a estes materiais. Os resultados documentados por alguns autores mostram uma maior variação. Num estudo de um ano, a taxa de sucesso das pulpotomias com formocresol foi de 78%, enquanto a do sulfato férrico foi de 96%. E comparou o efeito da aplicação de 15 segundos de sulfato férrico a 15,5% com o efeito da aplicação de 5 minutos, com uma taxa de sucesso de 92,7%. Outro estudo efectuado em 242 molares primários mostrou um resultado de 90% após 3 anos. Muitos autores compararam o efeito do formocresol e da pulpotomia com sulfato férrico em molares primários e concluíram que não havia diferença significativa entre a taxa de sucesso total da pulpotomia com formocresol e com sulfato férrico e que o sufato férrico pode ser uma alternativa adequada ao formocresol.[10] Outros estudos recomendam a utilização do sulfato férrico como agente de pulpotomia com base nos seus resultados, que revelaram uma taxa de sucesso clínico de 100% e taxas de sucesso radiográfico de 97,2% nos grupos do formocresol e do sulfato férrico. O provável insucesso radiográfico de 2,8% em ambos os grupos tratados foi o resultado de uma avaliação incorrecta do grau e extensão da inflamação pulpar, que teria beneficiado com o procedimento de pulpectomia.[85] Num estudo de ensaio controlado aleatório de 3 anos mais recente, os autores descreveram a eficácia a longo prazo de quatro técnicas de pulpotomia: formocresol, laser, hidróxido de cálcio e sulfato férrico. As pulpotomias com sulfato férrico revelaram o melhor resultado de tratamento entre as técnicas utilizadas, enquanto o hidróxido de cálcio resultou nas taxas de sucesso mais baixas. Após 36 meses, as diferenças nas taxas de sucesso total e clínico entre as técnicas foram as seguintes (em percentagem): formocresol 72 (92), laser 73 (89), hidróxido de cálcio 46 (75) e sulfato férrico 76 (97). Por conseguinte, recomendam o sulfato férrico para um tratamento fácil e bem sucedido de molares primários com polpas expostas a cáries.[83]

PROTEÍNA MORFOGÉNICA ÓSSEA :

Desde a descoberta das proteínas morfogénicas ósseas (BMP's) como proteínas indutoras de osso por Urist, muitos investigadores demonstraram que as BMP's induzem a diferenciação de células estaminais e mesenquimais em células osteogénicas capazes de produzir osso. As teorias modernas da biologia molecular afirmam que as BMP são proteínas morfogénicas, moléculas que induzem o genoma a iniciar a formação de uma área morfogénica. As BMP's difundem-se através de um gradiente de concentração, alterando assim o processo de desenvolvimento. Em resposta a este estímulo, as células proliferam e diferenciam-se seguindo um padrão e uma disposição espacial pré-definidos. As BMP's são proteínas segregadas pelas células, que actuam como ligandos de receptores presentes na membrana plasmática de diferentes tipos de células (efeitos autócrinos e parácrinos), estabelecendo assim a organização celular e tecidular. A maioria das proteínas foi avaliada quanto ao potencial osteogénico in vivo após implantação subcutânea em ratos. A resposta pulpar a várias preparações foi determinada em dentes decíduos de cães. Estas actividades sugerem o papel destas proteínas na cicatrização do osso e da polpa. Por exemplo, a BMP 4 demonstrou recentemente estar associada à interação epitelial/mesenquimal durante o desenvolvimento precoce dos dentes. O ARN OP-an é expresso principalmente nos rins e na bexiga, o que pode explicar a razão pela qual os epitélios do trato urinário implantados nos músculos por Huggin evocaram a formação óssea. O implante de matriz de dentina desmineralizada HCL induziu invariavelmente a diferenciação de células do tecido conjuntivo perivascular em cartilagem e osso. A resposta é tão consistente como com a matriz óssea. A sequência de eventos de desenvolvimento é a mesma que com implantes de matriz óssea (ou) com BMP isoladas de osso cortical (ou) osteosareomas. Urist (1982) separou as BMP da dentina de um digerido de colagenase de dentes de coelho por coprecipitação com fosfato de cálcio. A BMP foi então separada do fosfato de cálcio por diálise contra EDTA e depois separada das outras proteínas não colagénicas e recolhida na fração não ligada à formação óssea induzida. É importante para a medicina dentária que as BMPS sejam promissoras para a terapia pulpar. Embora fortemente associadas ao colagénio da matriz, as BMP são classificadas como proteínas não colagénicas. Uma tentativa dos Fuks de utilizar apenas colagénio como penso para dentes pulpotomizados de primatas não foi bem sucedida. Uma vez que o colagénio é um constituinte integral da dentina e da matriz óssea, os investigadores pensaram que poderia servir como um modelo para estimular a dentinogénese reparadora. Mas o colagénio desprovido de BMF tem potencial osteogénico e é simplesmente reabsorvido. Como consequência, nestes estudos, o colagénio foi utilizado como um transportador neutro para as BMP em ensaio. Os odontoblastos são importantes para a formação da dentina nos germes dentários e nos dentes maduros. Embora relatórios anteriores tenham indicado que pode haver um tipo de agente indutor que poderia induzir células mesenquimais em polpas dentárias para se diferenciarem em odontoblastos, não foi encontrado. A proteína morfogenética óssea (MAP), que induz a formação de cartilagem e osso quando implantada no tecido muscular, encontra-se na matriz da dentina. A relação entre a diferenciação dos odontoblastos e a BMP foi observada através da coloração imunohistoquímica com anticorpo monoclonal (MAb) contra a BMP no tecido da polpa dentária. A proteína morfogenética óssea (BMP)-2,BMP-4 e o fator de crescimento transformador (TGF)-beta I, combinados com matriz de colagénio como suporte, foram examinados quanto ao seu efeito na regeneração da polpa, tendo sido observados osteodentinócitos incorporados na cavidade. Estudos anteriores examinaram a hipótese de que as BMPs induzem a formação de dentina na polpa de caninos amputados.

As BMPs têm sido testadas em procedimentos de capeamento pulpar há mais de uma década, e têm apresentado maior potencial como agentes efectivos na indução de uma barreira mineralizada na polpa. Poucos autores utilizaram a BMP-7 recombinante como agente capeador em minipigs e detectaram a formação de uma barreira dentinária mais espessa no grupo tratado com BMP-7 recombinante do que no grupo tratado com $Ca(OH)_2$. Alguns testaram a BMP-2 recombinante associada à fibrina como agente capeador nas polpas de cães (molares e pré-molares) e observaram a formação de uma barreira dentinária após uma semana, sendo este um resultado melhor do que no grupo de controlo tratado com $Ca(OH)_2$ ou no grupo experimental tratado apenas com BMP-2. O conhecimento das bases celulares e moleculares das vias de sinalização das BMPs e o desenvolvimento de carreadores apropriados certamente estimularão uma grande revolução na Odontologia, permitindo a predominância dos processos regenerativos sobre os cicatriciais. No entanto, é evidente que são necessários ensaios clínicos cegos e aleatórios bem desenhados para identificar as aplicações efectivas das BMP's na clínica médica e dentária.[86]

Preparação derivada de plaquetas liofilizada e liofilizada:[18]

Os recentes avanços no domínio da formação do osso e da dentina abriram novas perspectivas para a terapia pulpar. As proteínas morfogénicas ósseas e os factores de crescimento derivados das plaquetas têm gerado um interesse considerável durante alguns anos. Estes compostos actuam como proteínas de sinalização que podem estar diretamente envolvidas na regulação da proliferação celular, migração e produção de matriz extracelular na polpa dentária. Por conseguinte, podem revelar-se alternativas viáveis aos materiais atualmente utilizados na pulpotomia.

Critérios de seleção dos casos:

Os critérios seguidos por Hellig J.et al 1984 e Waterhouse et al 2000:

1. Dentes com lesão cariosa profunda (radiograficamente a cárie deve estar a aproximar-se da polpa.
2. Os dentes devem ser restauráveis após a conclusão do procedimento.
3. Ausência de sintomas indicativos de inflamação pulpar avançada, como dor espontânea ou história de dor nocturna.
4. Ausência de sinais ou sintomas clínicos que sugiram um dente não vital, tais como seio supurado, inchaço dos tecidos moles, mobilidade ou sensibilidade à percussão.
5. Ausência de sinais clínicos radiográficos de necrose pulpar, ou seja, envolvimento da furca, patologia periapical, reabsorção interna, calcificação no canal.
6. A hemorragia deve ser estancada no prazo de 5 minutos a partir dos cotos da polpa amputada, utilizando uma compressa esterilizada de algodão húmido.

Num estudo, foi estudada a eficácia da preparação liofilizada e liofilizada de derivados de plaquetas e do cimento de hidróxido de cálcio. A preparação liofilizada e liofilizada de derivados de plaquetas foi utilizada como agente de pulpotomia que continha TGF, PDGF, IGF e BMPs. Estas são proteínas de sinalização que regulam os principais processos celulares, tais como a diferenciação celular, a mitogénese e a quimiotaxia. Estas proteínas têm sido amplamente utilizadas na reconstrução oral e maxilofacial, em procedimentos adjuvantes relacionados com a colocação de implantes osseointegrados em humanos e na regeneração periodontal. Estudos in vivo e in vitro em animais e humanos mostraram que essas proteínas estimulam células diferenciadas da polpa a se diferenciarem em odontoblastos para depositar uma camada de dentina. Neste estudo, a preparação liofilizada derivada de plaquetas apresentou uma taxa de sucesso de 100%, uma vez que todos os dentes eram assintomáticos e não apresentavam quaisquer sinais de degeneração pulpar, clínica e radiograficamente. Nenhum desses dentes apresentou formação de barreira calcificada na largura mesiodistal do canal radicular, embora estudos in vitro em humanos e animais tenham demonstrado a formação de matriz extracelular com essas proteínas e tenha sido observado que o preparo Liofilizado Liofilizado Derivado de Plaquetas foi melhor do que o cimento de hidróxido de cálcio.

OSSO LIOFILIZADO (FDB)

Clinicamente, o osso liofilizado tem sido utilizado numa variedade de procedimentos cirúrgicos ortopédicos e orais. A sua compatibilidade com o osso hospedeiro e a sua eficácia como material de enxerto bem sucedido foram demonstradas em experiências com animais. Além disso, este material induz a formação de novo osso e estimula a osteogénese juntamente com a cementogénese. Uma vez que a polpa e a dentina, parece razoável sugerir que o osso liofilizado também pode servir como indutor de uma barreira calcária no local da amputação. Adicionalmente, foi demonstrado que o chip de dentina em contacto com o tecido pulpar pode servir como nidus para a formação de uma barreira calcária. Foi observado por MC Lean e Urist 1968, que a proteína da matriz do osso e da dentina contém o precursor da substância indutora. É a interação da célula mesodérmica e dos derivados mesodérmicos durante o processo de reabsorção óssea que induz diferentes osteoblastos, osteoclastos e nova formação óssea. Assim, o osso liofilizado pode ser útil como alternativa ao formocresol na pulpotomia de molares decíduos. Num estudo, comparou-se a resposta pulpar ao osso liofilizado, ao hidróxido de cálcio, ao óxido de zinco e ao eugenol em dentes decíduos de macacos cinomogus e concluiu-se que o osso liofilizado era superior ao hidróxido de cálcio. A avaliação histológica indicou que 100% dos dentes tratados com osso liofilizado tinham polpas vitais em comparação com 75% do grupo Ca(OH)2 após 6 semanas. As pontes de dentina estavam presentes em 87,5% do grupo FDB versus 75% do grupo $Ca(OH)_2$. As células inflamatórias estavam ausentes ou eram ligeiras em 100% dos tratados com FDB versus 75% do grupo $Ca(OH)_2$. Após 6 meses, 83,3% dos dentes tratados com FDB tinham polpas vitais, em comparação com o grupo $Ca(OH)_2$, que apresentou 100% de necrose pulpar. Nas polpas tratadas com FDB, 100% dos dentes apresentaram pontes de dentina contra 50% dos dentes tratados com $Ca(OH)_2$. As células inflamatórias estavam ausentes ou levemente presentes em 83,3% dos dentes tratados com FDB, enquanto 100% dos dentes tratados com $Ca(OH)_2$ apresentaram inflamação moderada a severa. Todos os dentes tratados com IRM apresentaram necrose pulpar após 6 meses. Concluíram que o FDB foi superior ao hidróxido de cálcio no tratamento da dentição pulpar primária em macacos cynomolgus.[87]

COLAGÉNIO ENRIQUECIDO

Outro medicamento utilizado na pulpotomia é a solução de colagénio enriquecido. Foi conseguida uma cicatrização pulpar completa em dentes de cão 30 dias após a pulpotomia.[88] Os autores estudaram o processo de cicatrização pulpar em babuínos após pulpotomia, utilizando uma solução de colagénio enriquecido como penso pulpar. O resultado induziu 80% da polpa vital dos dentes e pontes de dentina na câmara pulpar.[89] Nevins et al[90] utilizaram uma pasta de colagénio e fosfato de cálcio e observaram a formação de dentina perifericamente à polpa existente e na interface tecidopasta, mas nenhum tecido na filtração do espaço ocupado pela pasta. A célula coronal à dentina, onde se encontraram as pontes, e a sua formação resulta da atividade celular da mesma célula que se inicia na interface entre os odontoblastos da polpa sã e o penso colagénico.

PARA FORMALDEÍDO

A utilização do paraformaldeído depende da aceitação e dos conceitos e terapias relacionados com as primeiras tentativas de mumificação ou fixação dos tecidos pulpares. A técnica básica, introduzida por Witlzed, utilizava um tipo de pasta de paraformaldeído. A primeira pasta de Gysis Triopaste foi seguida pela pasta de Robin em França. Outras variações incluíram o Trio zinco de Easlicks, Neo-paraform, Endometasona, corticosomol, Riebter e Oxpara. Em 1959, Sargenti e Richter introduziram um método de terapia endodôntica. Eles relataram que o sucesso desse tratamento depende da presença de para-formaldeído. A avaliação do N2 levanta uma dificuldade devido à interdependência da formulação com o método. Trata-se de um cimento de presa lenta, preparado através da mistura de um pó, essencialmente óxido de zinco com 5% de paraformaldeído, com um líquido constituído essencialmente por eugenol.

Composição

Líquido

Eugenol92 ,0%

Óleo de rosa08.0%

Pó

Óxido de zinco 72,0%

Sulfato de bário12 ,0%

Óxido de titânio06 ,3%

P aldeído araforme 04,7%

Hidróxido de cálcio 00,94%

Borato de fenilmercúrio 00,16%

Alguns autores encontraram uma taxa de sucesso clinicamente elevada com o medicamento. A fixação da polpa impediu a sua autólise e foi a ação terapêutica essencial do I\T-) e de outros fármacos contendo paraformaldeído. O método de administração e os efeitos deletérios dos sistemas de pasta têm sido áreas de preocupação.

Tetrandrina - O novo agente anti-inflamatório

Foi obtido um alcaloide de bisbenzilisoquinolina com propriedades anti-inflamatórias únicas de largo espetro com um peso molecular de 622,73 Daltons. O pó com 98% de pureza foi dissolvido em solução salina tamponada com fosfato e 20% de 0,1NHCL com pH de 7,2.

As pulpotomias tratadas com este medicamento apresentam alterações inflamatórias significativamente menores em comparação com o formocresol e o ledermix. O seu análogo natural, a berbamina, embora não seja tão potente como a tetrandrina, também é significativamente melhor do que o formocresol. No entanto, apenas foi efectuada investigação exploratória sobre este medicamento. Num estudo, os autores utilizaram tetradina, ledermix, formocresol e solução salina como medicamento para pulpotomia num modelo canino. Os cortes histológicos foram avaliados após três dias (inflamação aguda) e seis semanas (inflamação crónica) por dois critérios: 1) intensidade e grau de inflamação, e 2) extensão do envolvimento pulpar. Os resultados dos pensos de três dias revelaram uma infiltração significativa de neutrófilos em apenas 30% dos dentes tratados com tetrandrina, em comparação com 81%, 84% e 100% dos dentes tratados com Ledermix, (Lederle Pharmaceuticals, Wolfrathausen, Alemanha), formocresol (Creighton Pharmaceuticals, Sydney, Austrália) e solução salina (controlos), respetivamente. Após seis semanas, verificou-se uma infiltração significativa de linfócitos em apenas 30% dos dentes tratados com tetrandrina, em comparação com 66%, 90% e 100% nos dentes tratados com Ledermix, formocresol e controlos salinos, respetivamente. Em espécimes de três dias e seis semanas em dentes tratados com tetrandrina, a extensão da inflamação foi limitada a menos de um terço da secção coronal da polpa, enquanto os dentes tratados com Ledermix ou formocresol mostraram infiltração celular que se estendeu a mais de dois terços da polpa. Estudos comparativos com a berbamina, um análogo natural da tetrandrina, mostraram que esta era menos potente do que a tetrandrina, mas significativamente melhor do que o Ledermix e o formocresol na inflamação pulpar aguda e crónica. Estes resultados sugerem que a tetrandrina pode ter valor como medicamento para pulpotomia.[91]

Suberimidato de dimetilo (DMS)

O DMS, um membro da família de reagentes de reticulação, os di-imidoésteres, foi proposto por D.M. Ranley e E.P. Lanari em 1983 como substituto do formocresol e do gluteraldeído como medicamento para pulpotomia. Um estudo preliminar foi efectuado por sawyer em 1982. Este grupo de compostos bifuncionais, em virtude dos seus grupos funcionais únicos, pode fazer a ligação cruzada de proteínas sem induzir alterações conformacionais nas moléculas. Um di-amidoéster foi investigado como fixador para microscopia eletrónica e outro como agente terapêutico para o tratamento da anemia falciforme. Os autores concluíram que o DMS é um reagente bifuncional que estabelece ligações cruzadas reagindo com os grupos amino alfa e teta das proteínas, embora seja essencialmente específico para a lisina. Os di-imidoésteres são uma classe única de reagentes, na medida em que contêm um grupo amino nos grupos funcionais da molécula. Após a reação, a carga líquida da proteína é mantida e, consequentemente, a molécula de proteína não é alterada. A solução de DMS é preparada de acordo com as instruções de Hassel e Hand, Pierce chemical, Rockfor, I.L. Os constituintes são adicionados pela seguinte ordem para minimizar a hidrólise - 7,8ml de água destilada, 1,2ml de NaOH 0,1N, 150mg de Tribase e 160 a 200mg de DMS. O pH foi ajustado para 9,5 com HC1 1N seguido de...adição gota a gota de 1 ml de CaC12. O objetivo a longo prazo desta aplicação é desenvolver o dimetilsuberimidato (DMS) como uma terapia alternativa para a polpa. O DMS é um diimidoéster utilizado como agente de reticulação em bioquímica e como reagente fixador de microscopia eletrónica que não interage com as proteínas, hidrolisando-se espontaneamente numa molécula não reactiva. Ao contrário do formocresol e do glutaraldeído, o DMS não induz a formação de autoantigénios, uma vez que não há alteração líquida da carga da proteína após a ligação cruzada. Isto sugere que o DMS é uma alternativa razoável para a terapia pulpar, substituindo potencialmente o formocresol ou o glutaraldeído em dentes predestinados a esfoliar e como um tratamento conservador para a inflamação endodôntica em dentes adultos.

AGENTES DE LIGAÇÃO DA DENTINA[92]

A ciência dos materiais proporcionou-nos o desenvolvimento de adesivos dentinários. Composto por uma miríade de compósitos e químicos de diferentes gerações, o componente chave é o adesivo dentinário multiusos que forma uma camada híbrida impermeável. O sistema de ligação, também designado por resina adesiva, é constituído principalmente por monómeros hidrofóbicos e hidrofílicos. O principal papel da resina adesiva é proporcionar uma melhor vedação na interface da restauração dentária, estabilizando a camada híbrida e formando tags de resina. Após a realização de procedimentos de pulpotomia e amputação da câmara pulpar, é necessário um material de sub-base para cobrir os cotos pulpares. Este material deve ter várias propriedades, das quais a selagem, o tempo de presa curto e a eficácia numa camada fina são as mais importantes. Poucos materiais de sub-base foram introduzidos na medicina dentária. Todos os materiais de sub-base comuns têm várias desvantagens. Têm um tempo de presa longo e métodos de manuseamento difíceis. Além disso, a maioria deles apresenta percentagens de falha a longo prazo devido à penetração de fluidos orais e bactérias. Os autores acreditam que a aplicação de um agente de ligação de sétima geração como sub-base, pode atingir as propriedades ideais para pulpotomia de dentes decíduos. Em comparação com os tradicionais, esses materiais são benéficos nos seguintes aspectos: Ocupam menos espaço na câmara pulpar, reservam mais espaço para o material restaurador, não necessitam de pressão de selamento, são eficientes em termos de tempo, fáceis de manusear e, claro, proporcionam um selamento ideal. Várias investigações sobre sistemas de ligação foram propostas para a terapia pulpar e defenderam fortemente a sua utilização na terapia pulpar. O atrativo é que uma película polimérica pode ser colocada sobre um local de exposição sem deslocar o tecido pulpar. Além disso, os adesivos são hidrofílicos, não necessitando de dessecação ou desidratação. Os estudos clínicos demonstraram um sucesso a curto prazo. Alguns autores não registaram quaisquer sintomas no seu estudo. Outros também efectuaram estudos clínicos e histológicos a curto prazo sobre adesivos dentinários na terapia pulpar. Mais investigação e avaliação faseada podem anunciar uma nova modalidade no protocolo de pulpotomia. A aplicação de um sistema de ligação como material de sub-base, após o tratamento de pulpotomia, pode resultar numa maior taxa de sucesso na manutenção dos dentes decíduos.

AGREGADO DE TRIÓXIDO MINERAL (MTA)

O MTA foi introduzido por Mahmoud Torabinejad na Universidade de Loma Linda, Califórnia, EUA, e a primeira literatura sobre o material surgiu em 1993. Foi originalmente formulado para proporcionar as propriedades físicas, os requisitos de presa e as caraterísticas necessárias para uma reparação e um medicamento ideais. Os estudos sobre o MTA revelam que este não só apresenta uma boa capacidade de selagem, um excelente prognóstico a longo prazo, uma relativa facilidade de manipulação e uma boa biocompatibilidade, como também favorece a regeneração dos tecidos. O MTA foi aprovado pela U.S. Food and Drug Administration em 1998. Com as suas inúmeras aplicações clínicas interessantes, o MTA promete ser um dos materiais mais versáteis deste século no campo da medicina dentária. Algumas das propriedades apreciáveis do MTA incluem as suas boas propriedades físicas e a sua capacidade de estimular a regeneração dos tecidos, bem como uma boa resposta pulpar. O MTA, aclamado como um novo produto químico revolucionário e maravilhoso, é uma amálgama de partículas hidrofílicas finas. Alguns dos MTA disponíveis no mercado são o ProRoot MTA, o White ProRoot MTA, o MTA-Angelus, o MTA-Blanco e o MTA Bio. Os principais obstáculos à utilização generalizada do MTA são o seu custo e a dificuldade de armazenamento. Os principais constituintes são o silicato tricálcico, o aluminato tricálcico, o óxido tricálcico e o óxido de silicato ; juntamente com outros, como o óxido de bismuto, etc. Diz-se que a sua composição é semelhante à do cimento Portland, exceto pela ausência de óxido de bismuto no cimento Portland. O óxido de bismuto é adicionado (17%-18% em peso) para melhorar as propriedades e a opacidade do rádio. As partículas de MTA são mais pequenas e de tamanho uniforme. Embora se diga que o óxido de bismuto melhora a radio-opacidade, o MTA-Angelus, que contém menos óxido de bismuto em comparação com o Pro-Root MTA, é mais radio-opaco do que o Pro-Root MTA. Os MTA são de dois tipos - cinzento e branco. Os MTA brancos e cinzentos diferem principalmente no seu conteúdo de óxidos de ferro, alumínio e magnésio. Alguns autores afirmam que estes óxidos estão presentes em menor quantidade no MTA branco, enquanto outros afirmam a ausência total destes óxidos no MTA branco. O MTA branco contém partículas mais pequenas com uma gama mais estreita de distribuição de tamanhos do que o MTA cinzento. A análise química e a difração de raios X demonstraram que 18,8% do material é insolúvel em água e a sua cristalinidade é próxima de 80%.[93]

Tem uma resistência à compressão de 67,3 MPa e um pH elevado (12,5) comparável ao do hidróxido de cálcio. A sua baixa solubilidade, elevada biocompatibilidade e baixa toxicidade são outras caraterísticas desejáveis. Um inconveniente é o seu tempo de presa mais longo, mas este facto também tem sido considerado uma vantagem, uma vez que pode resultar numa menor retração de presa. Verificou-se que o MTA, utilizado num rácio pó-líquido de 3:1, tem caraterísticas definidas de indução de tecido duro. Diz-se que promove ativamente a formação de tecido duro através da estimulação de citocinas e foi demonstrada a formação de pontes dentinárias espessas e definitivas. Apresenta baixa toxicidade para os tecidos e não é mutagénico. A aplicabilidade clínica do MTA na pulpotomia de dentes decíduos foi investigada por muitos autores, tendo sido registado um resultado semelhante ao do formocresol.[11] Como o MTA tem efeitos antimicrobianos, pode colocar-se a hipótese de esta propriedade também beneficiar o tecido pulpar remanescente de danos causados por bactérias residuais. A vitalidade da polpa, bem como a sua função fisiológica, foi relatada como sendo preservada quando as polpas foram tratadas com MTA em várias investigações anteriores. O uso bem-sucedido do MTA foi relatado, mas com limitações quanto à disponibilidade clínica e à duração do acompanhamento. A este respeito, a fraca adesão dos pacientes aos ensaios clínicos é um problema real. Como o MTA é altamente biocompatível, parece que a utilização potencial deste material poderia eliminar com sucesso os efeitos secundários associados ao formocresol em procedimentos de pulpotomia para dentes decíduos. Também parece que, com os dentes decíduos passando por um período de reabsorção radicular fisiológica, muitos sinais de complicação radicular poderiam ser ignorados vários anos após a cirurgia, uma vez que a esfoliação dentária ocorre espontaneamente. Alguns autores relataram uma taxa de sucesso de 100% em técnicas de pulpotomia usando formocresol e MTA.[94] Foi relatado que o MTA não tem efeitos colaterais na dentição em desenvolvimento quando usado durante a pulpotomia de dentes decíduos. Num estudo recente, o MTA e o formocresol foram utilizados para comparar a resposta clínica e radiográfica de dentes decíduos à pulpotomia vital. A reabsorção externa e o envolvimento da furca foram observados em 25% e 37% do grupo do formocresol aos 6 e 12 meses. Houve apenas um único caso no grupo do MTA com sinais radiográficos de lesões de furca aos 24 meses.[39] O campo da terapia pulpar será revolucionado se este material cumprir a sua promessa. A Dentistry.aguarda o trabalho pioneiro deste material em estudos de pulpotomia a longo prazo para uma aceitação conclusiva.

HIPOCLORITO DE SÓDIO:

É um agente hemostático eficaz. Este agente não é tóxico e não interfere na cicatrização pulpar. Para além disso, ajuda na remoção do coágulo e pára a hemorragia que compromete a cicatrização pulpar.[22] Muitos autores compararam os efeitos do hipoclorito de sódio (NAOCL) com os do formocresol como medicamento de pulpotomia em molares decíduos cariados. Aos 6 meses, 100% de sucesso clínico foi encontrado em ambos os grupos formocresol e Naocl. O sucesso radiográfico do formocresol foi de 68%, sendo a reabsorção interna o achado mais comum. O Naocl apresentou 91% de sucesso radiográfico. Aos 12 meses, o formocresol apresentou 85% de sucesso clínico e 62% de sucesso radiográfico. O Naocl teve 100% de sucesso clínico e 79% de sucesso radiográfico. Os autores concluíram que as evidências preliminares mostraram que o Naocl pode ser utilizado com sucesso como medicamento de pulpotomia.[94] Num estudo recente, os autores avaliaram o efeito da aplicação de um novo agente hemostático, o Ankaferd Blood Stopper (ABS), no sucesso clínico e radiográfico de pulpotomias com hidróxido de cálcio (CH) em molares decíduos. Após o controlo inicial da hemorragia, a hemostase completa no orifício do canal foi conseguida através de: (1) aplicação de uma solução de ABS durante 10 a 15 segundos; ou (2) colocação de bolinhas de algodão esterilizadas e humedecidas com soro fisiológico. Quarenta dentes em 2 grupos foram acompanhados clinicamente e radiograficamente em 1, 3, 6, 9 e 12 meses. Eles descobriram que os dentes do grupo CH tiveram uma taxa de sucesso total de 90% aos 12 meses. Os dentes do grupo CH+ABS tiveram uma taxa de sucesso total de 95% aos 12 meses e não houve diferenças estatisticamente significativas entre os grupos CH e CH+ABS relativamente às taxas de sucesso clínico e radiográfico. Concluíram que o Ankaferd Blood Stopper pode ser um produto útil na gestão da hemorragia pulpar durante uma pulpotomia com hidróxido de cálcio.[95] Outro estudo comparou as taxas de sucesso clínico e radiográfico de dois agentes vitais de pulpotomia: formocresol (FC) e Ankaferd Blood Stopper (ABS), em molares primários

A avaliação clínica e radiográfica aos 3 meses revelou taxas de sucesso total de 100% nos grupos CF e ABS. As taxas de sucesso nos grupos CF e ABS aos 6 meses foram de 96,7% e 93,3%, respetivamente. No seguimento de 12 meses, as taxas de sucesso total nos grupos CF e ABS foram de 89,3% e 85,7%, respetivamente. Quando os grupos foram comparados de acordo com os intervalos de tempo, não foram observadas diferenças significativas entre os valores de 3, 6 e 12 meses. As taxas de sucesso dos materiais diminuíram ao longo do tempo. Os autores concluíram que o FC e o ABS foram bem-sucedidos como curativos pulpares em molares decíduos. O ABS parece ser um agente de pulpotomia alternativo, mas devem ser considerados acompanhamentos periódicos para avaliar as taxas de sucesso a longo prazo.[96]

PULPOTOMIA COM "FERACRYLUM

A falta de hemostasia adequada antes da colocação do medicamento afecta o resultado do tratamento e contribui para o insucesso do procedimento de pulpotomia. O coágulo sanguíneo assim formado na superfície da ferida diminui a frequência de cicatrização histológica completa, como foi observado quando o hidróxido de cálcio foi usado como curativo pulpar. O sucesso da pulpotomia seria, portanto, maior se fosse promovida a hemostasia e mantida a vitalidade do tecido pulpar remanescente. Foi realizado um estudo para observar os efeitos de um agente hemostático, o feracrylum, no tecido pulpar radicular após o procedimento de pulpotomia em dentes decíduos. A avaliação clínica, radiográfica e histológica dos dentes foi realizada em intervalos de 1, 2, 3, 4, 5, 6 e 9 meses, respetivamente. O exame clínico mostrou 100% de sucesso em todos os casos. Radiograficamente, observou-se reabsorção interna em um dente após um mês, e em outro dente após cinco meses.

Exame histológico

Um mês

Foram observadas quatro zonas distintas

I. Zona eosinofílica

II. Zona de células fantasma. Nesta zona, as células mantiveram a sua periferia, mas perderam o seu conteúdo celular

III. Zona inflamatória com vasos sanguíneos dilatados e exsudados inflamatórios no interior da polpa radicular.

IV. Tecido pulpar radicular normal.

Dois meses

Observa-se a resolução das células fantasma. Foi observado um extenso material eosinofílico perifericamente com inflamação da polpa. Este material estava ainda rodeado por uma massa amorfa de células. As zonas mais profundas apresentavam áreas de dentina reparadora e formação de tecido fibroso.

Três meses

Foi observado discreto infiltrado inflamatório em direção aos orifícios dos canais radiculares. Num dos casos, numa região que apresentava reabsorção interna, foram observadas alterações graduais de reparação com formação de osteodentina. Foram observadas quantidades moderadas de tecido fibroso pulpar associado a alguns vasos sanguíneos extravasados e ingurgitados.

Também eram evidentes áreas de focos de dentina reparadora.

Cinco meses

O tecido pulpar próximo dos orifícios estava preenchido por uma massa eosinofílica amorfa contendo grandes áreas vacuoladas com um centro reticular. Os canais radiculares apresentavam uma quantidade mínima de inflamação e, mais apicalmente, havia um aumento de tecido fibroso e dentina reparadora, alguma da qual era do tipo osteodentina.

Seis meses

Verificou-se uma nova resolução da zona eosinofílica. O conteúdo pulpar radicular apresentava células inflamatórias e fibrose muito ligeiras. As paredes da polpa radicular apresentavam dentina reparadora com propriedades tectoriais de tecido semelhante ao cemento.
Além disso, foi observado tecido pulpar apicalmente viável com conteúdo celular.

Nove meses

Foi observado tecido pulpar radicular normal. O feracrísio a 1% (pi-I 3.4), que é um sal de ferro incompleto de ácido poliacrílico contendo 0,05 a 0,5% de ferro, tem um mecanismo de ação único em que se liga às proteínas plasmáticas e forma um coágulo. Além disso, tem propriedades bactericidas, é desprovido de qualquer toxicidade sistémica e tem sido utilizado com sucesso no campo da medicina para várias cirurgias. A utilização de agentes hemostáticos evita os problemas resultantes de uma hemorragia excessiva, minimizando assim as alterações da inflamação e da reabsorção interna. O coágulo de proteína "metato" assim formado à superfície actua como uma barreira aos componentes irritativos da base. Neste estudo, o ZnOE foi utilizado como uma base que estava em contacto direto com o tecido pulpar e desempenhou o seu papel no processo de cicatrização. A zona de inflamação era apical à zona eosinofílica e não se estendia apicalmente. Isto sugere uma fraca penetração do feracylum devido ao seu grande tamanho molecular (5.000.000 unidades Dalton) e à sua propriedade eficaz de ligação às proteínas plasmáticas. Mais tarde, esta zona resolveu-se gradualmente, produzindo uma cicatrização pulpar favorável e mantendo a vitalidade do dente. A cicatrização foi evidente na forma de formação de tecido fibroso juntamente com focos de dentina reparadora. Pode-se concluir que o feracrylum mostrou resultados promissores no cumprimento de seu papel como medicamento para pulpotomia. Para determinar os efeitos desse material na polpa e nos dentes permanentes subjacentes, é necessário um maior número de amostras e períodos de acompanhamento mais longos. É necessário investigar a possibilidade de uma sequência diferente de eventos após a pulpotomia num dente profundamente cariado ou num dente permanente exposto de forma traumática.

PUL PTOMIA ELECTROCIRÚRGICA 3[1]

Muitos agentes farmacoterapêuticos têm sido utilizados como medicamentos de pulpotomia para dentes decíduos, mas, apesar da sua excelente taxa de sucesso clínico, os medicamentos de pulpotomia têm sido objeto de um exame minucioso devido a considerações de segurança e a diferentes resultados histológicos e radiográficos. Assim, foi proposta a pulpotomia electrocirúrgica, uma forma de desvitalização não química. Esta é outra forma de desvitalização não química que surgiu durante a última década. Foi sugerida uma técnica homeostática não farmacológica, a eletrocirurgia, para o procedimento de pulpotomia. Trata-se de um método de corte e coagulação de tecidos moles por meio de ondas de rádio de alta frequência que atravessam as células dos tecidos. A pulpotomia electrocirúrgica parece ter mérito. A penetração pulpar, auto-limitada, tem apenas algumas camadas de células de profundidade. Há uma boa visualização e homeostase sem coagulação química ou envolvimento sistémico. É menos demorada do que a abordagem com formocresol. A pulpotomia electrocirúrgica difere de outros procedimentos em que a mumificação elimina a infeção e a vitalidade da polpa com ligações cruzadas químicas e desnaturação. A razão de ser deste procedimento é que o tecido afetado da polpa coronal é removido durante a amputação pulpar, uma camada de necrose de coagulação levada pela aplicação da eletrocirurgia fornece uma barreira entre o tecido radicular saudável e qualquer material de base colocado na câmara pulpar. Os odontoblastos são estimulados a formar uma ponte de dentina e o dente é mantido na arcada com tecido radicular vital até a sua esfoliação. Law, em 1977, descreveu o uso da eletro-coagulação na polpa de dentes permanentes. Os autores descreveram a pulpotomia electrocirúrgica como um método suave e eficiente em termos de tempo, relativamente isento de complicações pós-operatórias. Um estudo comparou o resultado das pulpotomias electrocirúrgicas com o formocresol. Os dentes tratados electrocirurgicamente demonstraram um resultado mais favorável. Outros estudos documentaram uma elevada taxa de sucesso químico e radiográfico. No entanto, alguns autores verificaram que a técnica electrocirúrgica produz reabsorção dentária patológica e envolvimento periapical. Experimentalmente, a eletrocirurgia demonstrou iniciar a reabsorção dentária patológica e um espetro de efeitos pulpares, incluindo inflamação aguda e crónica, edema, fibrose e necrose difusa.

PULPOTOMIA A LASER

A procura de abordagens conservadoras, reparadoras e biológicas para a terapia pulpar pediátrica, em detrimento da abordagem de desvitalização da pulpotomia com formocresol, levou à utilização do laser. O laser apresenta vantagens quando utilizado como método de pulpotomia, tais como o controlo da hemorragia, a esterilização, a preservação da vitalidade da polpa dentária e a cicatrização mais rápida das feridas pulpares através de efeitos de estimulação nas células da polpa dentária, sem afetar a função inflamatória dos monócitos e das células endoteliais ou a adesão das células endoteliais. Num futuro próximo, a energia laser poderá ser capaz de ultrapassar o défice histológico da eletrocirurgia. Idealmente, a irritação por laser criaria uma zona superficial de necrose de coagulação que permaneceria compatível com o tecido subjacente e que isolaria a polpa dos caprichos da base. A vantagem do laser de CO_2 em relação a outros lasers é que a incisão dos tecidos sem sangue pode ser efectuada a uma velocidade de corte prática e o bordo do tecido irradiado pelo laser é coberto apenas por uma fina camada de material necrótico. Como o feixe de laser não tem contacto mecânico com o tecido, a incisão é efectuada sem influenciar os danos mecânicos no tecido pulpar remanescente. Além disso, a operação é efectuada em condições assépticas. Assim, é possível fixar a polpa dentária com Co2laser sem causar hemorragia, danos mecânicos ou contaminação bacteriana.

Embora a invasão cirúrgica e o efeito colateral farmacológico dos medicamentos produzam invariavelmente algum dano tecidual, o requisito crucial para o sucesso da pulpotomia é minimizar o trauma infligido à polpa durante o procedimento. Alguns autores relataram alterações na pele e na mucosa irradiadas pelo laser. A largura da camada coagulada depende do comprimento da onda, do feixe e da quantidade de energia por unidade de área. A largura da camada produzida pelo laser é de cerca de 50 a 100 micro metros, enquanto a largura da camada produzida pelo laser de dióxido de carbono é de cerca de 150 micro metros. Como a polpa está rodeada por tecidos duros, a largura da camada é maior quando comparada com a experiência relativa à pele e à mucosa. Como a difusão do calor produzido na câmara pulpar é limitada, o aumento da temperatura é maior do que noutros tecidos, produzindo assim mais necrose de coagulação. O feixe focalizado produziu uma ferida profunda, mas a largura da área necrótica foi maior do que a produzida pelo feixe desfocado. Assim, o efeito térmico do feixe desfocado sobre a polpa foi mais extenso. A extensão da lesão pulpar parecia depender mais da duração da irradiação do que da potência de saída. Concluindo a irradiação da polpa, evitar o sangramento da polpa. A radiação desfocada com menos de 1,5f e focada com menos de 0,3f não produziu alterações na superfície da dentina. Os resultados mais favoráveis foram obtidos com a utilização de irradiação desfocada com uma potência de 60 watts por um período de 0,5 segundos. Assim, apenas foi feita investigação exploratória com lasers na terapia pulpar e existem novas e excitantes avenidas, que uma análise mais aprofundada pode abrir perspectivas inexploradas no campo **da** pulpotomia a laser. Estudos que compararam o laser com o formocresol sugerem que a pulpotomia com laser-MTA é uma alternativa ao formocresol convencional. Um estudo concluiu que o sucesso clínico do grupo do laser foi de 97% e 94% a nível radiográfico e, no caso do grupo do formocresol, o sucesso foi de 85% e 78% a nível clínico *e* radiográfico. Outro estudo comparou a eficácia do hipoclorito de sódio a 5% com o sulfato férrico como medicamento para pulpotomia com um intervalo de 6 meses. Foi encontrado 100% de sucesso clínico em ambos. O sucesso radiográfico para o sulfato férrico foi de 68% e 91% para o Naocl aos 12 meses.

Desde o desenvolvimento do laser de rubi em 1960, diferentes formas de lasers foram avaliadas em estudos com animais para a sua aplicação em medicina dentária. No entanto, o seu uso em pulpotomias foi publicado pela primeira vez em 1985. Os autores avaliaram o laser de dióxido de carbono em modelos caninos. Estudos subsequentes mostraram resultados contraditórios no que respeita à cicatrização pulpar após pulpotomia com laser. Enquanto muitos relataram que não houve alteração detetável na porção radicular das polpas. Alguns autores constataram a formação de dentina secundária e a presença de uma camada regular de odontoblastos. O laser de dióxido de carbono foi comparado com o laser de neodímio: ítrio alumínio granada (Nd:YAG) por alguns autores que relataram que a irradiação com laser causou carbonização, necrose, infiltração inflamatória, edema e hemorragia nos tecidos pulpares. Foram publicados outros estudos em animais que avaliaram outros tipos de lasers, nomeadamente o laser de Nd:YAG, o laser de arsenieto de gálio, o laser de árgon e o laser de erbium : ítrio alumínio granada. A escolha da utilização do laser no tecido pulpar depende dos valores da temperatura de resistência do tecido (TRT) da polpa. Os valores de TRT são específicos do tecido e estão diretamente relacionados com o conteúdo de água e a sua vascularização. O laser de díodo é adequado aos valores de TRT da polpa devido à sua elevada absorvência no comprimento de onda de 810 nm, o que evita o aquecimento excessivo e a carbonização da polpa. Além disso, o laser de díodo é um laser de contacto, ou seja, a ponta emissora do laser é aplicada em contacto imediato com os tecidos moles, pelo que apenas o local de aplicação é afetado, deixando o restante tecido inalterado.[38]

Os resultados de diferentes estudos em animais discordaram no que respeita à evidência histológica de' reparação com uma ponte dentinária recém-formada. O único ensaio clínico controlado aleatoriamente em humanos que utilizou uma técnica de pulpotomia a laser envolveu cúspides primárias sem cáries, que estavam programadas para uma extração em série. Estes dentes foram submetidos a pulpotomia com laser de formocresol ou de dióxido de carbono. Os dentes foram avaliados clínica e radiograficamente aos 28 e 90 dias e histologicamente após a extração. O tratamento com laser de dióxido de carbono foi comparado favoravelmente ao formocresol para pulpotomia, em dentes decíduos sem cáries. Embora tenham sido efectuados estudos em animais, recomenda-se a realização de mais ensaios clínicos em humanos. Num dos estudos recentes, os autores utilizaram uma terapia laser de baixa intensidade (LLLT), que demonstrou acelerar o processo de cicatrização de feridas no tecido pulpar dentário exposto. O tratamento terapêutico com laser, também designado por LLLT, tem sido utilizado nas últimas 3 décadas, mas a baixa qualidade das publicações sobre esta técnica levou, em parte, à falta de reconhecimento da mesma entre clínicos e investigadores. No entanto, um número crescente de médicos está a utilizar a LLLT na sua prática diária devido ao sucesso visível obtido. A luz laser de baixa intensidade parece criar muitas funções positivas, como a aceleração da cicatrização de feridas, o alívio da dor, a regeneração e o reforço do sistema imunitário através do fornecimento de energia que interage com as células. É não-invasiva, não-farmacêutica e económica. Ainda não foram registados quaisquer efeitos secundários desta aplicação de LLLT. Os lasers de baixa potência têm sido utilizados com sucesso na prática dentária, e sabe-se que a cicatrização de feridas é acelerada pela sua irradiação. A aplicação de LLLT em medicina dentária inclui várias condições clínicas. A regra geral é utilizar 2 a 4 J com a sonda intra-oral e 4 a 10 J para tratamentos extra-orais. Os resultados de um estudo de meta-análise indicam que o comprimento de onda de 632 nm tem o efeito de tratamento mais significativo na reparação dos tecidos; no entanto, os autores afirmaram que estes resultados devem ser interpretados com grande cautela, uma vez que os seus esforços para identificar o comprimento de onda mais benéfico para a cicatrização dos tecidos foram severamente limitados pelo número de estudos que satisfaziam os seus critérios de inclusão. O modo de contacto é necessário para todas as aplicações, com uma exceção: o tratamento de uma ferida aberta exige uma distância de 2 a 4 mm entre o laser e o tecido alvo, na condição designada por modo de contacto não . Os resultados do presente estudo mostraram uma elevada taxa de sucesso clínico e radiográfico com LLLT após seis meses (100% e 89%, respetivamente). A FC diluída, como técnica de controlo neste estudo, também mostrou uma taxa de sucesso clínico de 100%, com os seus achados radiográficos a representarem uma taxa de sucesso de 100%. Desde que foram descritos pela primeira vez por Mester et al, os lasers de baixa potência, geralmente com uma potência média ≤500 mW, têm tido aplicações médicas úteis no domínio da cicatrização de feridas. O processo de reparação dos tecidos pode ser classificado em três fases principais: inflamação, (2) proliferação celular e (3) maturação dos tecidos. Relatórios anteriores mostraram que todas estas três fases são afectadas positivamente pelo tratamento com laser de baixa potência. Além disso, os efeitos biológicos do LLLT foram estudados através da avaliação histopatológica do tecido pulpar por Utsunomiya. Os resultados desse estudo sugerem que a LLLT acelera a cicatrização de feridas na polpa e a expressão de lectinas e colagénios. A irradiação laser aumenta a formação de nódulos calcificados nos fibroblastos da polpa dentária humana, a atividade da fosfatase alcalina e a produção de colagénio e osteocalcina. O efeito positivo da LLLT na indução da dentinogénese reacional em dentes humanos foi relatado por Ferreira et al. A utilização do laser de GaAlAs com comprimento de onda de 670 nm e densidade de energia de 4,0 J/cm^2 provocou atividade de biomodulação nas células da polpa dentária, bioestimulação da dentinogénese reacional e promoção de um processo inflamatório menos intenso quando utilizado in vivo em preparos cavitários de classe V. Os autores concluíram que o uso do laser constitui uma modalidade terapêutica para a terapia pulpar vital.[14]

<u>LEDERMIX:</u> [78]

O Ledermix (lederle Pharmaceuticals Wolfrathausen, Alemanha) contém o esteroide acetonido de triameinolona como principal componente ativo, bem como o antibiótico de largo espetro dimetil-clortetraciclina de cálcio. O produto está disponível sob a forma de creme para bisnaga simples e cimento para bisnaga de dois componentes. O Ledermix foi avaliado quanto ao seu efeito no tecido pulpar exposto em resultado de um traumatismo, em comparação com o formocresol, que é um fixador, e a tetrandrina, que é um alcaloide de bibenzilisoquinolina com propriedades anti-inflamatórias de largo espetro, tendo a solução salina como controlo. A avaliação histológica após 3 dias para a inflamação aguda (infiltração de neutrófilos) e 6 semanas para a inflamação crónica (infiltração de linfócitos) revelou uma diferença estatisticamente significativa entre os medicamentos. As respostas inflamatórias agudas e crónicas foram obtidas pela seguinte ordem ascendente: Tetradine, Ledermix, Formocresol de Bucklev e solução salina. Os efeitos do hidróxido de cálcio foram comparados com uma combinação de hidróxido de cálcio e Ledermix em polpas caninas cariadas. Ambas as intervenções não mostraram qualquer diferença na inflamação ao fim de 7 e 30 dias, não havendo inflamação ao fim de 90 dias. Outros trabalhadores também registaram resultados semelhantes em dentes de macaco.

<u>*DERIVADA DA MATRIZ MEL DA ENA (EMD)*</u>[19]

(As proteínas da matriz do esmalte), tal como as amelogeninas dos pré-ameloblastos, são translocadas durante a odontogénese para os odontoblastos em diferenciação na papila dentária, sugerindo que as amelogeninas podem estar associadas a alterações nos odontoblastos durante o desenvolvimento. Foi demonstrado in vitro, utilizando um modelo de cicatrização de feridas, que o derivado da matriz de esmalte (EMD), obtido a partir do esmalte embrionário da amelogenina, é capaz de estimular a proliferação de células do ligamento periodontal em alturas mais precoces (ou seja, dias um a três) em comparação com os fibroblastos gengivais e as células ósseas. Alguns estudos conduziram a um ensaio clínico sobre as proteínas da matriz extracelular do esmalte sob a forma de um derivado da matriz do esmalte, o EMD, comercialmente apresentado como EMDOGAIN®, que foi utilizado com êxito para estimular a cementogénese natural e restaurar um ligamento periodontal, cemento e osso alveolar totalmente funcionais em pacientes com peridontite avançada. A capacidade do EMD para facilitar os processos regenerativos nos tecidos mesenquimatosos está bem estabelecida. Os processos induzidos pelo EMD imitam partes da odontogénese normal, e acredita-se que as proteínas EMD participam na sinalização recíproca ectodérmica-mesenquimal que controla e padroniza estes processos. Com base nestas observações, foi sugerido que a amelogenina participa na diferenciação dos odontoblastos e na subsequente formação da pré-dentina. Alguns estudos demonstraram que a EMD induziu rapidamente uma grande quantidade de tecido novo semelhante à dentina quando aplicada como

O material de capeamento direto sobre o tecido pulpar exposto de dentes molares permanentes em suínos adultos miniatura. A ferida pulpar apresentou caraterísticas de cicatrização clássica. Subjacente à ferida de cicatrização, formou-se uma ponte de novo tecido duro, selando a ferida do tecido pulpar saudável. O tecido pulpar subjacente a este novo tecido duro estava invariavelmente livre de quaisquer sinais de inflamação. Para além disso, formou-se uma camada de células semelhantes a odontoblastos, adjacente ao tecido mineralizado recém-formado. Noutro estudo concebido para examinar se a EMD podia induzir a formação de dentina reparadora sem provocar efeitos secundários adversos em dentes pulpotomizados de porcos em miniatura. Os resultados demonstraram o potencial do EMD como um agente de curativo pulpar biologicamente ativo que induz especificamente a cicatrização de feridas pulpares e a formação de dentina nos dentes pulpotomizados sem afetar a função normal da polpa remanescente. Além disso, foi relatado que o crescimento de algumas bactérias, incluindo o streptococcus mutans, é inibido pela presença do EMD. Os autores examinaram a resposta histopatológica do tecido pulpar dentário ao EMD utilizado em dentes pulpotomizados de cães mestiços. Os dentes tratados demonstraram histologicamente um aumento da dentina terciária, sugerindo que o EMD exerce uma influência considerável sobre os odontoblastos e as células endoteliais dos capilares no tecido da polpa dentária. Estes resultados implicam que o EMD utilizado como material de tratamento da polpa desempenha um papel na calcificação do tecido da polpa dentária. Foram realizados outros estudos sobre o efeito do gel de EMD em polpas humanas expostas experimentalmente e registados sintomas pós-operatórios. Após doze semanas, o gel EMD demonstrou grandes quantidades de tecido duro que se formou ao longo das superfícies de dentina expostas e em manchas no tecido pulpar adjacente. Para além disso, os sintomas pós-operatórios foram menos frequentes. Com base nestas experiências, o gel Emdogain® tem várias aplicações clínicas potenciais e mostra resultados promissores como um material valioso para utilização em procedimentos de pulpotomia, especialmente na dentição primária. No entanto, são necessários mais dados experimentais e mais investigação em humanos,
antes que o gel emdogain® possa ser desenvolvido como um material para a indução previsível da formação de dentina, o que parece ser um desafio razoável que merece ser investigado.

Biodentina

Biodentine™ é um novo cimento bioativo com propriedades mecânicas semelhantes às da dentina, que pode ser utilizado como substituto da dentina em coroas e raízes. Tem um efeito positivo nas células vitais da polpa e estimula a formação de dentina terciária. Em contacto direto com o tecido pulpar vital, também promove a formação de dentina reparadora. Shayegan et al[9] 7 compararam a resposta da polpa após uma pulpotomia com Biodentine (um novo cimento de silicato tricálcico), agregado de trióxido mineral branco (WMTA) ou formocresol (FC) e repetiram o mesmo após o capeamento direto da polpa com Biodentine, WMTA ou hidróxido de cálcio em dentes decíduos de porco. Os dentes

concluíram que o Biodentine e o agregado de trióxido mineral branco são ambos materiais adequados e biocompatíveis para o capeamento pulpar em dentes decíduos de suínos.
Biodentine utilizado como agente de capeamento pulpar em dentes decíduos de suínos.

PULPECTOMIA

A pulpectomia envolve a remoção do teto e do conteúdo da câmara pulpar de modo a obter acesso aos canais radiculares que são desbridados, alargados e desinfectados. Os canais são preenchidos com material reabsorvível.

A pulpectomia envolve a remoção do tecido pulpar necrótico, seguida do preenchimento dos canais radiculares com um cimento reabsorvível.[2]

Indicações:

- Dentes decíduos com inflamação pulpar que se estende para além da polpa coronal, mas com raízes e osso alveolar sem reabsorção patológica.
- Dentes decíduos com polpas necróticas, reabsorção radicular mínima e destruição óssea mínima na área de bifurcação.
- Dentes decíduos sem polpa com tractos sinusais.
- Dentes decíduos sem polpa e sem sucessores permanentes .
- Segundos molares primários sem polpa antes da erupção do primeiro molar permanente.
- Dentes decíduos sem polpa em hemofílicos.
- Dentes anteriores primários sem polpa quando a fala, arcos apinhados ou estética são um fator.
- Dentes decíduos sem polpa junto à linha de uma fenda palatina.
- Molares primários sem pulso quando o comprimento da arcada é deficiente.
- Dentes decíduos sem polpa quando não é possível utilizar mantenedores de espaço ou supervisão contínua (crianças deficientes ou isoladas)

Contra-indicações:

- Dentes com coroas não reabsorvíveis.
- Envolvimento perirradicular que se estende ao botão do dente permanente.
- Reabsorção patológica de pelo menos um terço da raiz com um trato sinusal fistuloso.
- Reabsorção interna excessiva.
- Abertura extensa do assoalho pulpar na bifurcação.
- Doentes jovens com doenças sistémicas, tais como doenças cardíacas congénitas ou reumáticas, hepatite ou leucemia, bem como crianças que estejam a receber terapêutica com corticosteróides a longo prazo ou que estejam imunocomprometidas.
- Dentes decíduos com quistos dentígeros ou foliculares subjacentes.

Objectivos:

- Após o tratamento, o processo infecioso deve desaparecer
- Deve existir evidência radiográfica de uma obturação bem sucedida sem sobreextensão ou subobturação grosseiras
- O tratamento deve permitir a reabsorção das estruturas radiculares primárias e dos materiais de obturação no momento adequado para permitir a erupção normal do dente sucessivo

- Não deve haver evidência radiográfica de uma nova rutura dos tecidos de suporte
- O tratamento não deve evidenciar radiograficamente uma nova rutura dos tecidos de suporte

- O tratamento deve aliviar e prevenir o agravamento da sensibilidade, da dor ou do inchaço.
- Não deve haver reabsorção radicular interna ou externa ou outra patologia.

A maioria das atitudes negativas em relação à pulpectomia completa dos dentes decíduos tem sido baseada na dificuldade de limpar e moldar a anatomia bizarra e tortuosa do canal desses dentes. Isso era especialmente verdadeiro para molares decíduos com seus ápices reabsorvidos e abertos.
A remoção de dentes decíduos com abcessos tem sido sugerida devido ao seu potencial para criar defeitos de desenvolvimento nos sucessores permanentes subjacentes. Apesar destas objecções, a obturação bem sucedida do canal radicular de dentes decíduos irreversivelmente inflamados e não vitais pode ser realizada com sucesso.
Marsh e Largent indicaram que o objetivo do procedimento de pulpectomia em dentes decíduos deve ser eliminar as bactérias e o tecido pulpar contaminado do canal.
Nos dentes decíduos, é dada maior ênfase aos meios químicos em conjunto com um desbridamento mecânico limitado para desinfetar e remover restos de polpa necrótica de canais inacessíveis, em vez da "moldagem" convencional dos canais. Os procedimentos de pulpectomia completa têm sido recomendados para dentes decíduos, mesmo com evidência de inflamação crónica grave ou necrose na polpa radicular.

Os cimentos reabsorvíveis, como o ZOE e as pastas contendo iodofórmio, têm sido recomendados como obturadores do canal.
Os materiais **não reabsorvíveis**, como a guta-percha e as pontas de prata, estão **contra-indicados**, uma vez que não melhoram o processo de reabsorção fisiológica da raiz primária.

Devido à esfoliação dos dentes decíduos, o padrão de sucesso da pulpectomia a longo prazo é mais curto do que na endodontia de adultos. As pulpectomias em dentes decíduos são bem-sucedidas se a raiz (1) estiver firmemente fixada, (2) permanecer em função sem dor ou infeção até que o sucessor permanente esteja pronto para erupcionar, (3) sofrer reabsorção fisiológica e (4) estiver livre de trajetos fistulosos. Radiograficamente, o sucesso é avaliado pela ausência de lesões de furca ou perirradiculares e pelo restabelecimento de um ligamento periodontal normal.

Perspetiva histórica:

Sweet descreveu uma técnica de quatro ou cinco passos utilizando formocresol para o tratamento de dentes sem polpa com e sem fístula.
Um estudo de procedimentos endodônticos pediátricos foi relatado por Rabinowitz, no qual molares decíduos não vitais foram tratados com uma aplicação de 2 a 3 dias de formocresol, seguida de precipitação de nitrato de prata e um selante de cimento ZOE nos canais. Embora ele tenha relatado uma elevada taxa de sucesso, o seu procedimento complicado envolveu um intervalo de 4 a 17 visitas, com uma média de 5,5 visitas para aqueles com envolvimento perirradicular.
Habson descreveu técnicas de pulpectomia para dentes decíduos necrosados, nos quais os canais não eram desbridados. O creosoto de faia foi utilizado como desinfetante, normalmente durante 2 semanas, seguido do preenchimento da câmara pulpar com um cimento ZOE. O tratamento foi igualmente bem sucedido em dentes com polpas necróticas ou polpas vitais infectadas.

Procedimentos clínicos: pulpectomia parcial

A pulpectomia parcial pode ser considerada uma extensão do procedimento de pulpotomia em que a porção coronal da polpa radicular é amputada, deixando tecido vital no canal que se presume saudável. A decisão de realizar a pulpectomia parcial é tomada após a remoção da polpa coronal da câmara e a

dificuldade de controlo da hemorragia a partir do orifício radicular.
O controlo da hemorragia é conseguido com brocas endodônticas utilizadas para remover um terço a metade da porção coronal do tecido pulpar radicular dos canais. Os canais e a câmara são irrigados com peróxido de hidrogénio seguido de hipoclorito de sódio e depois secos com bolinhas de algodão. Se a hemorragia continuar a ser impossível de controlar, todo o tecido pulpar radicular remanescente deve ser removido, e o procedimento de pulpectomia completa deve ser implementado.
Após o controlo bem sucedido da hemorragia da polpa radicular amputada, é colocada uma bola de algodão humedecida com formocresol, espremida e seca, na câmara pulpar durante 1 a 5 minutos. A pelota é removida e um cimento ZOE não reforçado de presa rápida é embalado com pressão na câmara e nos canais.
É então tirada uma radiografia e, se os canais parecerem estar adequadamente preenchidos, é colocada uma coroa de aço inoxidável como restauração permanente.

Procedimentos clínicos: pulpectomia completa

Abertura de acesso aos dentes decíduos :
A abertura de acesso aos canais radiculares primários posteriores é essencialmente a mesma que a dos dentes permanentes.

RESULTADOS DA PULPECTOMIA:
As sequelas negativas de dentes decíduos tratados endodonticamente, sob a forma de reabsorção acelerada, têm sido uma grande preocupação. Alguns autores consideraram que a erupção retardada dos sucessores permanentes por vezes se seguiu ao tratamento de pulpotomia e pulpectomia dos molares decíduos, com algum possível desvio na trajetória de erupção. Essa sequela não foi observada em estudos de outros autores.

A anquilose do dente primário com uma obturação do canal radicular também foi registada. Alguns estudos mostraram que os cimentos contendo formaldeído frequentemente causavam anquilose parcial em diferentes níveis do ligamento periodontal. Num estudo restrospectivo dos resultados da pulpectomia, os autores observaram dois parâmetros que foram os maiores preditores de sucesso. A reabsorção radicular patológica pré-tratamento, quando evidente, resultou numa prevalência de 44,4% de defeitos de esmalte nos dentes permanentes subjacentes após a sua erupção. Na ausência de reabsorção radicular patológica pré-tratamento, a taxa de sucesso da pulpectomia foi de 91,7%. A qualidade do preenchimento do canal em relação ao ápice foi outro determinante do resultado, com taxas de sucesso de 86% para canais preenchidos até o ápice, e 57,7% de sucesso para canais preenchidos além do ápice.

OBTURAÇÃO DE CANAIS RADICULARES PRIMÁRIOS MATERIAIS DE OBTURAÇÃO DE RAÍZES:

Requisitos ideais:

- Reabsorver a um ritmo semelhante ao da raiz primária.
- Deve ser inofensivo para os tecidos periapicais e para o germe do dente permanente, reabsorvem prontamente se forem pressionados para além do ápice.
- Deve ter um poder de desinfeção estável.
- Deve ser inserido facilmente no canal radicular e ser facilmente removido, se necessário.
- Deve aderir às paredes do canal e não deve encolher.
- Deve ser solúvel em água.
- Ser radiopaco e não descolorir o dente.

No entanto, nenhum dos materiais de obturação atualmente disponíveis satisfaz todos estes critérios. Atualmente, os materiais mais utilizados para obturações primárias dos canais radiculares são o óxido de zinco eugenol, as pastas à base de iodofórmio e o hidróxido de cálcio. O sucesso do tratamento endodôntico em odontopediatria é diretamente influenciado pela eliminação dos microrganismos nos canais radiculares infectados. As espécies individuais da microbiota endodôntica são geralmente de baixa virulência, mas coletivamente são patogénicas devido a uma combinação de factores. A periodontite apical é estimulada por toxinas microbianas, enzimas e seus subprodutos. Condições especiais facilitam a manutenção de infecções polimicrobianas, como as pressões selectivas relacionadas com o potencial de oxidação-redução, o fornecimento de nutrientes, as interações microbianas e a menor defesa natural. As bactérias viáveis podem ser recuperadas dos canais radiculares depois de serem tratadas por um processo de desinfeção eficaz. Por conseguinte, especialmente em odontopediatria, as dificuldades no controlo antimicrobiano exigem a utilização de pastas de obturação dos canais radiculares com uma ampla atividade antimicrobiana.[20]

Óxido de zinco eugenol:

O óxido de zinco eugenol é um dos materiais mais utilizados para a obturação de canais radiculares de dentes decíduos. Bonastre (1837) descobriu o óxido de zinco eugenol e este foi posteriormente utilizado em medicina dentária por Chisholm (1876). A pasta de óxido de zinco eugenol foi o primeiro material de obturação do canal radicular a ser recomendado para dentes decíduos, tal como descrito por Sweet em 1930.

- É classificado como um material de restauração intermédio e tem propriedades anestésicas e antibacterianas. É por vezes utilizado no tratamento da cárie dentária como "obturação temporária". A capacidade de penetração nos canais radiculares de um cimento obturador à base de óxido de zinco e eugenol depende de dois factores:
- (1) As propriedades físicas do material e a manipulação correta do vedante
1 .e respeitando a relação pó-líquido.
■ (2) Observar a consistência clínica ideal para a obturação, que é mais importante
e, também, mais controlável pelo dentista.[98]

Alguns autores estudaram os efeitos benéficos do eugenol. A quantidade de eugenol libertada na zona periapical imediatamente após a colocação foi de 10-4 e diminui para 10-6 após 24 horas, chegando a zero após um mês. Dentro destas concentrações, diz-se que o eugenol tem propriedades anti-inflamatórias e analgésicas que são muito úteis após um procedimento de pulpectomia. Desde 1930, o óxido de zinco eugenol tem sido o material de eleição. No entanto, tem algumas desvantagens como a reabsorção lenta, a irritação dos tecidos periapicais, a necrose do osso e do cemento. Tem tendência a ficar retido mesmo após a esfoliação do dente. Nalguns casos, verificou-se que o material não reabsorvido provoca a deflexão do dente sucessivo. O ZnOE também tem sido utilizado em combinação com diferentes agentes fixadores, como o formaldeído, o formocresol, o paraformaldeído e o cresol, todos eles com citotoxicidade inerente, para além de outros inconvenientes.[33] Estão a decorrer investigações nesta área para melhorar as propriedades do óxido de zinco eugenol, adicionando substâncias antibacterianas ou alterando-o com outros materiais. Vários autores registaram taxas de sucesso após a obturação com cimento de óxido de zinco eugenol. Para melhorar as suas propriedades e a taxa de sucesso, foi experimentado o óxido de zinco eugenol em combinação com diferentes componentes, como o formocresol, o formaldeído, o paraformaldeído e o cresol, mas a adição destes compostos não aumentou a taxa de sucesso nem tornou o material mais reabsorvível em comparação com o óxido de zinco eugenol isolado.
Foi efectuado um estudo no qual o óxido de zinco eugenol iodoformizado foi testado quanto ao seu efeito antibacteriano contra as bactérias aeróbias e anaeróbias obtidas dos canais radiculares de dentes decíduos

e verificou-se que era eficaz tanto para as bactérias aeróbias como para as anaeróbias dos canais radiculares de dentes decíduos com um período máximo de sustentação de 10 dias.[99]
Uma combinação de pó de óxido de zinco e pasta de hidróxido de cálcio para obturação de dentes decíduos mostrou-se promissora num estudo a curto prazo. Verificou-se que o material obturado permaneceu até ao ápice dos canais radiculares até ao início da reabsorção radicular fisiológica. Também se verificou que o material reabsorvia à mesma velocidade que os dentes. Uma combinação de hidróxido de cálcio, óxido de zinco e solução de fluoreto de sódio a 10% foi testada num estudo clínico. Observou-se que a taxa de reabsorção desta nova mistura obturadora de canais radiculares era bastante semelhante à taxa de reabsorção radicular fisiológica em dentes decíduos.[33]

Pasta de iodofórmio

O iodofórmio é outro material que é normalmente utilizado nos canais radiculares dos dentes decíduos. O iodofórmio é utilizado na forma pura ou combinado com outros materiais. É um bactericida potente, não irritante, radiopaco e adequado para uma pasta não encolhível e não solúvel. É uma pasta reabsorvível, e a taxa de reabsorção é mais rápida do que a do material ZOE. Especialmente, a capacidade de reabsorção torna-a ideal para dentes decíduos que são reabsorvíveis por natureza. Muitos autores sugeriram que a combinação de hidróxido de cálcio com iodofórmio proporciona excelentes resultados clínicos, radiográficos e histológicos.[21]
A pasta Walcoff original, constituída por paraclorofenol, cânfora e mentol, foi modificada pela adição de iodofórmio na pasta KRI e pela adição de óxido de zinco, timol e lanolina na pasta Maisto.

- **É reabsorvido em sincronia com a raiz primária e é menos irritante para os tecidos circundantes se for extrudido para além dela e é rapidamente substituído por um tecido normal.**
- **Radiopaca e com excelentes caraterísticas antibacterianas.**
- **Uma vez que a pasta de iodofórmio não se fixa numa massa dura, pode ser removida se for necessário um novo tratamento.**
- **Muito próximo do material de obturação ideal para o canal radicular**

Os estudos demonstraram que estas combinações de iodofórmio são bactericidas, reabsorvíveis e inofensivas para os germes dos dentes permanentes, para além de serem fáceis de remover. As pastas contendo iodofórmio são facilmente reabsorvidas da região perirradicular e não causam qualquer reação de corpo estranho como o óxido de zinco eugenol.
O enchimento excessivo e a reabsorção da pasta contendo iodofórmio dos canais radiculares não tiveram qualquer efeito no sucesso do tratamento, mas foram considerados como tendo um efeito cicatrizante positivo. Alguns autores questionaram a capacidade anti-séptica do iodofórmio para a sua utilização nos canais radiculares. Concluíram que o iodofórmio confere radiopacidade às pastas de hidróxido de cálcio e que não possui ação antibacteriana in vitro, apresentando grande divergência quanto à sua ação in vivo. A capacidade de estimulação biológica do iodofórmio, devido à falta de investigações, pode ser considerada apenas uma hipótese. Um estudo analisou perfurações em pré-molares de cães adultos, preenchidas com pasta de hidróxido de cálcio e iodofórmio com diferentes veículos (solução fisiológica, polietilenoglicol 400 e lipiodol). As perfurações preenchidas com pasta de hidróxido de cálcio acrescida de iodofórmio e polietilenoglicol apresentaram os melhores resultados no exame histológico, com processo inflamatório significativo menor e melhor evolução reparadora. Estudos, avaliando a atividade antibacteriana da pasta de hidróxido de cálcio/ paramonoclorofenol canforado/ glicerina contendo diferentes quantidades de iodofórmio sobre bactérias anaeróbias obrigatórias, concluíram que a adição de iodofórmio a essa pasta não influenciou suas propriedades bacterianas. Em uma revisão de literatura sobre o emprego do iodofórmio na endodontia não foi encontrado nenhum estudo laboratorial ou clínico que justificasse o emprego ou abandono do iodofórmio no tratamento de lesões periapicais refratárias.

Hidróxido de cálcio:

Desde a introdução do Hidróxido de Cálcio na medicina dentária por Hermann (1920, 1930), este medicamento tem sido identificado como promotor da cicatrização em muitas situações clínicas. As principais acções do hidróxido de cálcio provêm da dissociação iónica dos iões Ca^2 'ie OH-, sendo que a ação destes iões sobre os tecidos vitais e bactérias gera a indução da deposição de tecido duro e o efeito antibacteriano. No entanto, quando os iões Ca^{2+} entram em contacto com dióxido de carbono (CO_2) ou iões carbonato (CO_3^-) nos tecidos, forma-se carbonato de cálcio que altera o processo de mineralização pelo consumo global dos iões Ca^{2+} . Além disso, o carbonato de cálcio não tem propriedades biológicas nem antibacterianas. Quando o pó de hidróxido de cálcio é misturado com um veículo adequado, forma-se uma pasta e, devido ao facto de o componente principal ser o hidróxido de cálcio, estas formulações são classificadas como pastas alcalinas devido ao seu pH elevado.[78]

O hidróxido de cálcio tem sido utilizado como o único material de obturação radicular para dentes decíduos ou em associação com iodofórmio. Mais recentemente, a mistura de hidróxido de cálcio e iodofórmio está a ser utilizada para obturar canais radiculares de dentes decíduos. Os principais ingredientes desta pasta de hidróxido de cálcio-iodofórmio (Vitapex, metapex) são hidróxido de cálcio 30,3%, iodofórmio 40,4%, silício 22,4%, outros 6,9%. Esta mistura pode ser preenchida nos canais radiculares utilizando pontas descartáveis, que são fornecidas com o material. Pensa-se que o óleo de silicone neutraliza parte da alcalinidade da pasta, causando uma menor lesão nos tecidos periapicais, que é de curta duração. Os autores verificaram que a pasta de hidróxido de cálcio e iodofórmio (Vitapex) reabsorve um pouco mais rapidamente do que a taxa de reabsorção radicular. Considerou que a mistura é facilmente aplicável, não tem efeito tóxico nos sucessores permanentes e é radiopaca. Eles consideraram a mistura de hidróxido de cálcio e iodofórmio como um material de obturação pulpar quase ideal para dentes decíduos. Esses produtos reabsorvem se forem inadvertidamente empurrados para além do ápice. No entanto, a taxa de reabsorção do material no interior dos canais é mais rápida do que a taxa de reabsorção radicular fisiológica Pitts estudou a natureza absorvível do hidróxido de cálcio. Verificou que ocorria uma lavagem significativa dos tampões apicais de hidróxido de cálcio durante o primeiro mês após a colocação. No nono mês, os tampões tinham praticamente desaparecido da porção apical do canal radicular. Adjacente às partículas de hidróxido de cálcio remanescentes, foram observadas células gigantes, mas não células inflamatórias. A propriedade alcalina do material foi considerada como neutralizadora do processo inflamatório, actuando como um tampão local e activando a atividade da fosfatase alcalina, que era importante para a formação de tecido duro. A depleção do material dos canais radiculares foi considerada a principal desvantagem do hidróxido de cálcio como material de obturação dos canais radiculares. Estudos relataram uma taxa de sucesso de 80 a 90%. O iodofórmio é um bactericida conhecido que é libertado do cimento e suprime quaisquer bactérias residuais no canal ou na região periapical. No entanto, foram publicadas várias investigações clínicas e histopatológicas da mistura de hidróxido de cálcio e iodofom (Vitapex, Neo Dental Chemical Products Co. Tokyo). Verificou-se que este material é fácil de aplicar e é reabsorvido a uma velocidade ligeiramente superior à da raiz. Não tem efeitos tóxicos no sucessor permanente e é radiopaco. Por estas razões, a mistura de hidróxido de cálcio e iodofórmio pode ser considerada como um material de obturação dentária primária quase ideal. Alguns estudos recentes avaliaram clínica e radiograficamente o óxido de zinco eugenol e o Metapex como materiais de obturação de canais radiculares em dentes decíduos e concluíram que tanto o ZOE como o Metapex deram resultados encorajadores; no entanto, o metapex pode ser utilizado com mais segurança sempre que houver dúvidas quanto ao regresso do doente para acompanhamento.[21] Embora o Vitapex tenha mostrado boa biocompatibilidade, este material teve um efeito antibacteriano baixo quando comparado com outros materiais de obturação de canais radiculares para dentes decíduos.

O empurrão excessivo do material de obturação do canal radicular em dentes primários é inevitável em alguns casos devido às paredes dentinárias finas dos canais radiculares em direção às áreas interradiculares, que podem ceder durante a limagem dos canais radiculares. No entanto, a utilização de produtos contendo iodofórmio em medicina dentária é de benefício questionável devido a relatos de alergia ao iodo, descoloração dos dentes e até encefalopatia que leva ao coma. Até que a dúvida sobre a segurança do iodofórmio como material de obturação de canais radiculares seja esclarecida, parece improvável que o material ganhe muita popularidade para uso em dentes decíduos. Para ultrapassar as desvantagens do hidróxido de cálcio (taxa de reabsorção mais rápida do interior dos canais) e do ZnOE (taxa de reabsorção lenta), os autores utilizaram uma mistura de hidróxido de cálcio e óxido de zinco como material de obturação dos canais radiculares, mas este material também se esgotou dos canais mais cedo do que a reabsorção radicular fisiológica. Assim, os autores realizaram outro estudo no qual foi utilizada uma mistura de hidróxido de cálcio, pó de óxido de zinco e fluoreto de sódio (10%), combinando as vantagens do hidróxido de cálcio e do óxido de zinco. O fluoreto de cálcio, como produto de reação, adicionou radiopacidade ao material de obturação do canal radicular, sem necessidade de adição de qualquer outro material radiopaco. A adição de flúor fez com que o material apresentasse uma taxa de reabsorção compatível com a taxa de reabsorção das raízes dos dentes decíduos pulpectomizados. Isso pode ser devido, em primeiro lugar, ao procedimento de "limagem seletiva" realizado durante a preparação dos canais e, em segundo lugar, aos critérios de inclusão dos dentes no presente estudo, ou seja, ausência de radiolucidez sinusal e interradicular. Tendo em conta o facto de as paredes do canal radicular em direção ao dente sucessor serem finas e fracas e estarem sujeitas a perfuração durante a instrumentação, temos de aceitar que, por vezes, a extrusão do material não pode ser evitada.[33]

A Terapia de Esterilização de Lesões e Reparação de Tecidos (LSTR) ou Tratamento Endodôntico Não Instrumental (NIET) são novas abordagens biológicas no tratamento de lesões cariosas com ou sem envolvimento pulpar e periapical, utilizando uma mistura de três antibióticos: metronidazol, ciprofloxacina e minociclina. Uma mistura de três medicamentos antimicrobianos (3Mix) pode esterilizar lesões cariosas, polpas necróticas e dentina radicular infetada de dentes decíduos. A reparação dos tecidos danificados pode ser esperada se as lesões forem desinfectadas. A LSTR não possui instrumentação mecânica. Isto evita o alargamento excessivo dos canais radiculares e a irritação desnecessária dos tecidos periapicais. Também reduz o tempo de cadeira e requer apenas uma visita de tratamento. O sucesso clínico do 3Mix foi registado em alguns estudos. Os tratamentos de canal radicular sem instrumentação mecânica podem ser mais vantajosos, especialmente em dentes com reabsorção radicular pré-operatória. Nos dentes decíduos, a presença de canais acessórios, porosidade e permeabilidade na região do assoalho pulpar indicam uma provável conexão entre os tecidos pulpares e periodontais. O 3Mix pode distribuir-se facilmente através destas regiões e induzir uma zona estéril, o que se espera que promova a reparação dos tecidos. No entanto, à semelhança do que acontece com os materiais para canais radiculares, não pode ser recomendado numa criança com risco de endocardite infecciosa. Além disso, devem ser consideradas as potenciais sequelas deste tratamento, tais como o risco de danos no sucessor ou a formação de quistos se for deixado um foco de infeção crónica. Além disso, pode ocorrer uma coloração localizada de minociclina no botão do dente permanente devido a uma excelente distribuição do 3Mix. Por esta razão, é necessário realizar mais estudos.[23] Um estudo recente foi realizado para comparar o sucesso clínico e radiográfico do 3Mix e do Vitapex para o tratamento do canal radicular de dentes com envolvimento pulpar e os autores concluíram que o 3Mix e o Vitapex podem ser utilizados como agente de tratamento do canal radicular em dentes decíduos com envolvimento pulpar.[23] Recentemente, os autores realizaram outro estudo para avaliar as taxas de sucesso clínico e radiográfico do 3Mix no tratamento endodôntico de molares mandibulares decíduos. Este estudo demonstrou um bom sucesso clínico, mas teve uma baixa taxa de sucesso (36,7%) em comparação com outros estudos anteriores (83,3%), com base na avaliação radiográfica aos 2 anos de seguimento. De acordo com os autores, a taxa de sucesso pode ser baixa devido, em parte, às diferenças na seleção da amostra, uma vez que outros estudos utilizaram dentes maxilares e anteriores, com alguns casos próximos da esfoliação. Isso dificultou a avaliação radiográfica, pois a reabsorção radicular fisiológica pode ter confundido a interpretação radiográfica. Os casos de insucesso radiográfico deste estudo foram casos de reabsorção interna, semelhantes aos encontrados em estudos anteriores de tratamento com pulpotomia. Alguns dos achados de reabsorção interna podem ser resultado de uma resposta inflamatória da polpa residual. O medicamento 3Mix pode produzir uma alteração vascular na polpa, envolvendo inflamação e formação de tecido de granulação com metaplasia de tecido conjuntivo e macrófagos, formando odontoclastos gigantes multinucleados semelhantes a osteoclastos.[100]

Endofloss:

O Endofloss é uma pasta reabsorvível produzida na América do Sul e contém componentes semelhantes aos do Vitapex, com a adição de óxido de zinco e eugenol. Esta pasta é obtida através da mistura de um pó que contém tri-iodometano e iodo dibutilortocresol (40,6%), óxido de zinco (56,5%), hidróxido de cálcio (1,07%), sulfato de bário (1,63%) e com um líquido constituído por eugenol e paramonoclorofenol.[101] O material é hidrofílico e pode ser utilizado em canais ligeiramente húmidos. Adere firmemente à superfície dos canais radiculares para proporcionar uma boa vedação. Devido ao seu amplo espetro de atividade antibacteriana, o Endofloss tem a capacidade de desinfetar os túbulos dentinários e os canais acessórios de difícil acesso que não podem ser desinfectados ou limpos mecanicamente. Os componentes do Endofloss são biocompatíveis e podem ser removidos por fagocitose, o que torna o material reabsorvível. Ao contrário de outras pastas, Endofloss só reabsorve quando extrudido extra-radicularmente, mas não é lavado intra-radicularmente.

As desvantagens deste material são o facto de o seu conteúdo em eugenol poder causar irritação periapical. Tem também o inconveniente de provocar a descoloração dos dentes. Um estudo demonstrou uma taxa de sucesso inferior de 58% quando houve sobrepreenchimento, mas 83% de sucesso em casos com canais radiculares nivelados e subpreenchidos. Assim, pode concluir-se que o Endofloss pode ser utilizado com êxito para tratamentos de canais radiculares em dentes decíduos, especialmente se se tiver o cuidado de não encher demasiado. Alguns estudos comparativos indicaram que o óxido de zinco eugenol tem melhor atividade antimicrobiana, bem como menor citotoxicidade do que a pasta KRI Wright. Alguns estudos avaliaram a eficácia antimicrobiana do óxido de zinco e do eugenol, da pasta de iodofórmio, da pasta Kri, da pasta Maisto e das bactérias aeróbias e anaeróbias Vitapex® obtidas de dentes anteriores primários não vitais infectados. A pasta Maisto teve a melhor atividade antibacteriana. A pasta de iodofórmio foi a segunda melhor, seguida pela pasta de óxido de zinco e eugenol e Kri. Vitapex® mostrou a menor atividade antibacteriana. [95]

COLLA COTE

Trata-se de uma esponja macia, branca, maleável e biocompatível obtida a partir de colagénio bovino. Pode ser aplicada em canais húmidos ou com hemorragia. É uma barreira de colagénio absorvível que impede ou diminui o extravasamento de material de obturação do canal radicular durante pulpectomias de molares primários. Alguns autores determinaram que a colocação de uma barreira de colagénio reabsorvível no terço apical do canal radicular poderia prevenir a extrusão do material de preenchimento da pulpectomia. A aplicação de Colla Cote no terço apical dos canais não impediu completamente, mas diminuiu significativamente, o risco de sobrepreenchimento em molares primários.

CAPÍTULO 9

CONCLUSÃO

Um resultado endodôntico pediátrico bem-sucedido deve basear-se no restabelecimento de tecidos periodontais saudáveis, na ausência de reabsorção radicular patológica, na manutenção do dente primário num estado livre de infeção para manter o espaço para a erupção dos dentes permanentes, na manutenção da quantidade máxima de porções não inflamadas de tecido pulpar para melhorar a apexogénese e a formação de dentina radicular. Com a adesão a princípios sólidos na seleção de casos e técnicas, a terapia pulpar pediátrica é um grande benefício para a saúde da criança. As modalidades de tratamento e os medicamentos que foram discutidos, destacando os mais fundamentados e qualificando aqueles que necessitam de confirmação através de investigação adicional. Estas recomendações não são absolutas e continuarão a ser modificadas. A abordagem relativa aos tratamentos endodônticos em dentes decíduos é desenvolvida a partir de estudos clínicos e histológicos.

Os procedimentos de capeamento pulpar tornaram-se mais previsíveis, negando a necessidade de muitos tratamentos de canal não cirúrgicos em dentes vitais, assintomáticos, com achados radiográficos normais e necessidades restauradoras limitadas. A escolha das metodologias de tratamento em endodontia tem várias implicações e deve ser baseada em aspectos que se relacionam tanto com a viabilidade clínica do método quanto com seus efeitos biológicos. Algumas metodologias endodônticas, embora biologicamente compatíveis, podem ser demoradas e difíceis de dominar, a ponto de não poderem ser consideradas justificadas. Outras podem permitir uma operação rápida, mas o resultado pode nem sempre ser previsível ou suficientemente seguro para o paciente para tornar defensável a utilização de rotina. Por conseguinte, são altamente necessários ensaios clínicos devidamente concebidos que examinem os factores susceptíveis de afetar o resultado das terapêuticas endodônticas.

À luz dos resultados apresentados, recomenda-se que os odontopediatras se envolvam em mais investigação e debate de boa qualidade relacionados com a terapia pulpar vital e não vital na dentição decídua. No início deste século 21st , temos uma maior compreensão da biologia da polpa, da fisiopatologia e dos seus poderes de cura; devemos refletir isto na nossa abordagem à gestão clínica e procurar preservar a polpa que pudermos.

REFERÊNCIAS

1. Orban's oral histology and embryology 13th edition
2. John I Ingle Endodontics 5th edition
3. Waterhouse PJ, Nunn JH, Whitworth JM. Uma investigação da eficácia relativa do formocresol de Buckley e do hidróxido de cálcio na terapia pulpar vital de molares primários. Br dent j.2000;188(1):32-36.
4. Martazavi M,Mesbah M.Comparação entre óxido de zinco e eugenol e vitapex para o tratamento do canal radicular de dentes decíduos necrosados. Ped Dent 2004;14(6):417-24.
5. Diretrizes sobre terapia pulpar para dentes decíduos e permanentes imaturos. AAPD 2009;33(6):212-219.
6. Ranly DM.Terapia de pulpotomia em dentes decíduos-novas modalidades para velhas racionalidades.Ped Dent 1994;16(6):403-409.
7. Obj.educativo www.ineedce.com
8. Kumar B. Pulpotomia em dentes decíduos - Uma revisão.JIADS 2011;2(2):29-31.
9. Casas MJ, Kenny DJ, Judd PL, Johnston DH. Ainda precisamos do formocresol na dentisteria pediátrica? J dent assoc 2005;71(10):749-51.
10. Ghajari MF, Kermani NM, Kharazi MJ, Vatanpour M. Comparação da pulpotomia com formocresol e sulfato férrico em molares primários: uma revisão sistémica e meta-análise. J D 2009;6(1):29-36.
11. Noorollahian H. Comparação entre o agregado de trióxido mineral e o formocresol como medicamentos pulpares para pulpotomias em molares primários.Br dent j 2008;204(11):1-4.
12. Trairatvorakul C, Koothiratrakarn A. A pulpotomia parcial com hidróxido de cálcio é uma alternativa à pulpotomia com formocresol, com base num ensaio aleatório de 3 anos.Int J Paediatr Dent 2012;22:382-389.
13. El-Meligy O, Abdalla M, El-Baraway S, El-Tekya M. Avaliação histológica das técnicas de eletrocirurgia e formocresol em dentes primários de cães. JCPD 2001;26(1):81- 85.
14. Golpayegani MV,Ansari G,Tadayon N,Shams SH,Mir M.Low-level laser therapy for pulpotomy treatment of primary molars.J D 2009;6(4):168-174.
15. Dick HM, Carmicheal DJ. Preparações de colagénio pobre em antigénio reconstituído como potenciais agentes de capeamento da polpa. JOE 1980;6:641.
16. BezerraDa Silva, Garcia De Paula, Leonardo MR, Assed S. Avaliação radiográfica da resposta pulpar e periapical de dentes de cães após pulpotomia e uso de Proteína Morfogenética Óssea Humana Recombinante-7 como agente capeador.J Dent Child 2008;75(1):14-19.
17. Haghgoo R, NaderiNJ . Comparação de $Ca(OH)_2$ e vidro bioativo após capeamento pulpar direto em dentes decíduos. JOD 2007;4(4):155-159.
18. Kalaskar RR, Damle SG.Avaliação comparativa da preparação liofilizada e liofilizada de derivados de plaquetas com hidróxido de cálcio como agentes de pulpotomia em molares primários.J IndSocPedoPrev Dent 2004;22(1)24-29
19. MohamedAA, MounirMF, WahbaNA, El-Meligy, SabbariniJ.Comparação do derivado da matriz de esmalte versus formocresol como agentes de pulpotomia na dentição primária. JOE 2008;34(3):284-287.
20. AmorimLF, Tolrdo OA, Estrela CR, Decurcio DA, Estrela C. Análise antimicrobiana de diferentes pastas obturadoras de canais radiculares utilizadas em odontopediatria por dois métodos experimentais.Braz Dent J 2006;17(4):317-322.
21. Gupta S,Das S. Clinical and radiographic evaluation of zinc oxide eugenol and metapex in root canal treatment of primary teeth.IndSocPedPrev Dent 2011;29(3):222- 228.
22. Nakornchai S, Banditsing P, Visetratana N. Avaliação clínica do 3Mix e do Vitapex como opções de tratamento para molares decíduos envolvidos na polpa.Int J Ped Dent 2010;20:214-221.

23. Zarzar PA, Rosenblatt A, Takahashi CS, Takeuchi PL, Junior LA.Mutagenicidade do formocresol após terapia da polpa de dentes decíduos: um estudo in vivo.J Dent 2003;31:479- 485

24. Khayat A, Abbassi A, e Tanideh N. Estudo comparativo da formação de pontes de dentina após pulpotomia com hidróxido de cálcio e agregado de trióxido mineral em cães jovens.Iran J Vet Res 2004;5(2):47-54.

25. Caicedo R, Mercante DE, Alongi DJ. Difusão de iões de cálcio de quatro materiais à base de hidróxido de cálcio: ultracal XS, vitapex, hidróxido de cálcio Roeko mais pontos, e hidróxido de cálcio puro através da dentina radicular.Int J Oral Med Sci2004;3(2):75-82.

26. HerreroDM, BernardineliN, Garcia RB, Duarte AH, Guerisoli DM. Avaliação da resposta tecidual ao MTA e ao cimento Portland com iodofórmio.Oral Surg Oral Med OrlPathol Oral RadiolEndod2006;102:417-421.

27. Caicedo R, Abbott PV, Alongi DJ, Alarcon MY.Análise clínica e radiológica dos efeitos do agregado de trióxido mineral utilizado no capeamento pulpar direto e em pulpotomias de dentes decíduos. AusDent J 2006;51(4):297-305.

28. Albuquerque DS, Gominho LF, Santos RA.Avaliação histológica da pulpotomia realizada com etil-cianoacrilato e hidróxido de cálcio. BrazOrl Res 2006;20(3):226-230.

29. Estrela C, Estrela CR, Hollanda AC, Decurcio D, Pecora JD. Influência do iodofórmio no potencial antimicrobiano do hidróxido de cálcio. J Appl Oral Sci 2006;14(1):33-37.

30. Ghajari MF, Mirkarimi M, Vatanpour M, Fard MJ. Comparação da pulpotomia com formocresol e MTA em molares primários: Uma revisão sistémica e meta-análise. Iran Endo J 2008;3(3):45-49.

31. Aminabadi NA, Farahan RM, Gajan EB. Um estudo clínico de formocresolpulpotomia versus terapia de canal radicular de incisivos primários vitais.J ClinPediatr Dent 2008;32(3):211-214.

32. Casagrande L, Bento LW, Rerin SO, Lucas E, Dalpian DM, Araujo FB. Resultados in vivo do tratamento pulpar indireto utilizando um primer autocondicionante versus hidróxido de cálcio sobre a dentina desmineralizada em molares decíduos.J ClinPed Dent 2008;33(2):45-50.

33. Chawla HS, Sethia S, Gupta N, Gauba K, Goyal A. Evaluation of a mixture of zinc oxide, calcium hydroxide, and sodium fluoride as a new root canal filling material for primary teeth.J IndSocPedPrev Dent 2008;26(2):53-58.

34. Todea C, Kerezsi C, Balabuc C, Calmceanu M, Filip L. Capeamento pulpar da terapia convencional à terapia assistida por laser (II).J Oral laser app 2008;8(3):147-155.

35. Karami B, Khayat A,Moazami F, Pardis S, Abott P. Avaliação histológica do efeito de três medicamentos; ácido tricloacético, formocresol e agregado de trióxido mineral em dentes pulpotomizados de cães. AusSocEndod 2009;35(1):18-28.

36. Modena et al. Citotoxicidade e biocompatibilidade de materiais de capeamento pulpar direto e indireto. J App Oral Sci2009;17(6):544-554.

37. Bekiroglu N, Durhan A, KargulB. Avaliação do FormocresolVersus Agregado de Trióxido Mineral na Pulpotomia de Molares Primários: Meta-Analysis.IntJ Oral Sci Dent Mat 2010;44(4):262-268.

38. Mareddy A, Mallikarjun SB, Shetty PV, Narasimha R, Channdru TP. Avaliação histológica da pulpotomia com laser de díodo em cães. J Oral LaserAppl 2010;10(1):7-16.

39. Ansari G, Ranjpour M. Mineral trioxide aggregate and formocresolpulpotomy of primary teeth: a 2-year follow up. IntEnd J 2010;43:413-418.

40. Aminabadi NA, Farahani RM, Oskouei SG.Formocresol versus capeamento pulpar direto com hidróxido de cálcio de molares primários humanos: acompanhamento de dois anos. J ClinPed Dent 2010;34(4):317-322.

41. Mossallam RS, Nemat A, El-Hoshy A, Suzuki S. Efeito do oleozon na cicatrização de tecidos pulpares expostos.J AmerSci2011;7(5):38-44.

42. Gisoure EF.Comparação de três agentes de pulpotomia em primários: um ensaio clínico randomizado.Iran Endod J 2011;6(1):11-14.

43. Barcelos R, Tannure PN, Gleiser R, Raggio RL, Primo LG. A influência da remoção da smear layer no resultado da pulpectomia de dentes decíduos: uma avaliação de 24 meses, duplamente cega, randomizada e controlada de um ensaio clínico. Int J Ped Dent 2012;22:369-381.

44. Kabaktchieva R, Momekova D, Gateva N. Comparative cytotoxicity evaluation of medicines used for pulp therapy of primary teeth [Avaliação comparativa da citotoxicidade de medicamentos utilizados na terapia pulpar de dentes decíduos]. J IMAB 2012;18(2):200-210.

45. Ratnakumari N, Thomas B. Uma comparação histológica da resposta pulpar ao Chitra-CPC e ao formocresol usados como agentes de pulpotomia em dentes decíduos: um ensaio clínico.Int J ClinPediatr Dent 2012;5(1):6-13.

46. Montes CL, Ramos PC, Garces-ortiz M, Mejia-gutierrez A, Ballinas-solis A. Libertação de cálcio e pH de três selantes endodônticos de canais radiculares. Webmedcentral dentistry 2012;3(2):1-7.

47. Neamatollahi H, Tajik A. Comparação das taxas de sucesso clínico e radiográfico da pulpotomia em molares primários utilizando formocresol, sulfato férrico e MTA. J Dent 2006;3(1):6-14.

48. Stanley HR. Capeamento pulpar: conservar a polpa dentária - pode ser feito? Vale a pena? Oral Surg Oral Med Oral Pathol1989;68:628-639.

49. Gesi A, Bergenholtz G. Pulpectomia - estudos sobre os resultados. Endodontic Topic 2003

50. Pinkham JR. Odontopediatria. Da infância à adolescência.

51. Hedge V. Pediatricendodontics-endodontist's view. Peop J Scient Res 2011;4(1):71-75.

52. Louis I Grossman. Endodontic practice 11th edition.

53. Rodd HD, Waterhouse PJ, Fucks AB, Fayle SA, Moffat MA. UK National clinical guidelines in paediatric dentistry.Int J Paed Dent 2006;16(1):15-23.

54. Damle SG. Livro-texto de odontopediatria.

55. Fairbourn DR, Charbeneau GT,Loesche WJ.Efeito de Dycal melhorado e IRM em bactérias em cáries profundas.J Am Dent Assoc 1980;100(4):547-552.

56. Fusayama T. Duas camadas de diagnóstico e tratamento de dentina cariada. OperDent1979;18(4):63

57. Shovelton DS.Um estudo da dentina cariada profunda.Int Dent J 1968;18:392.

58. Seltzer S, Bender IB. The dental pulp.Philadelphia:JB Lippincott;1965:184-195.

59. Reeves R, Stanley HR.A relação entre a penetração bacteriana e a patose pulpar em dentes cariados.1966;22:(1) 59-65.

60. Rayner JA, Southam II. Alterações pulpares em dentes decíduos associadas a dentina cariada profunda. J Dent 1970;7:39

61. Massler M. Preventive endodontics:vital pulp therapy. Dent Clin North Am 1967;18(5):476-481.

62. Gruythuysen RJ, Penning EW, Heuvel W. Tratamento pulpar indireto em dentes decíduos versus dentes permanentes. EAPD 2006.

63. Marchi JJ, Araujo FB, Froner AM, Straffon LH, Nor JE. Capeamento pulpar indireto na dentição decídua: um estudo de acompanhamento de 4 anos. J Ped Dent 2006;31(2):68-71.

64. Taxas de sucesso da formocresolpulpotomia e da pulpoterapia indireta no tratamento de cáries dentárias profundas em dentes decíduos. Farooq NS, Coll JA, Kuwabara A, Preston Shelton P.Ped Dent2000;22(4):280-286

65. Massara, Alves JB. Tratamento restaurador atraumático: análise clínica, ultra-estrutural e química. Caries res 2002;36(6):430-436.

66. Oliveira EF, Carminatti G. O monitoramento de lesões de cárie profunda após a remoção incompleta de cárie dentinária.Clin Oral Investing 2006;10(2)134-139.

67. Malz M, Oliveira EF. Estudo clínico, microbiológico e radiográfico de lesões de cárie profundas após remoção incompleta de cárie. Quint Int 2002;33(2):151-159.

68. Faster CA, Araujo FB, Straffon LH, Nor JE. Tratamento indireto da polpa: resultados in vivo de um sistema de resina adesiva vs hidróxido de cálcio para proteção do complexo dentino-pulpar.Ped Dent 2002;24(3):241-248.

69. Hilton TJ. Chaves para o sucesso clínico do capeamento pulpar: Uma revisão da literatura. Oper Dent 2009;34(5):615-625.

70. Stuart K, Miller C, Brown C, Newton C. The comparative antimicrobial effect of calcium hydroxide. Oral Surg, Oral Med, Oral Path, Oral Radio and End 1991;72:101- 104.

71. Accorinte M, Reis A, Loguercio A, De Araujo V, Muench A. Influência do isolamento do

dique de borracha nas respostas da polpa humana após o capeamento com hidróxido de cálcio e um sistema adesivo. Quintessência Internacional. 2006;37(3):205-212.

72. Robertson A, Andreasen M, Andreasen J, Noren J. Long-term prognosis of crown-fractured permanent incisors. O efeito do estágio de desenvolvimento da raiz e da lesão de luxação associada. Int J PaediatrDent 2000;10:191-199.

73. Sarkar NK, Caicedo R, Ritwik P, Moiseyeva R, Kawashima I. physicohemical basis of the biologic properties of mineral trioxide aggregate. J Endod 2005;31:97-100.

74. Tuna D, Olmez A. avaliação clínica a longo prazo do MTA como material de capeamento pulpar direto em dentes decíduos. IntEndod J 2008;41:273-278.

75. Ghajari MF, Jeddi TA, Iri S, Asgary S. Capeamento pulpar direto com mistura enriquecida com cálcio em dentes molares primários: um ensaio clínico aleatório. IEJ 2010;5(1):27-30.

76. Finn SB. Clinical pedodontics, quarta edição, WB Saunders company, Philadelphia.

77. Alacam A, Odabas ME, Tuzuner T, Silleliog HB, OzgulBaygın. Clinical and radiographic outcomes of calcium hydroxide and formocresol pulpotomies performed by dental students. Oral Surg Oral Med Oral Pathol Oral RadiolEndod 2009;108:127-133.

78. Fava LR, Saunders WP. Pastas de hidróxido de cálcio: classificação e indicações clínicas. IntEndod J 1999;32:257-282

79. Law DB, e Lewis TM.Efeito do hidróxido de cálcio em lesões cariosas profundas. Oral Surg1961;14:1130-1157

80. Doyle WA, MacDonald RE, Mitchell DF. Formocresol versus hidróxido de cálcio em pulpotomia. J Dent Child.1962;29:

81. Schroeder U. Um acompanhamento de dois anos de molares primários, pulpotomizados com uma técnica suave e capeados com hidróxido de cálcio. ScandJ Dent Res 1979;86:273-278.

82. Shumayrikh NM, Adenubi JO. Avaliação clínica do gluteraldeído com hidróxido de cálcio e do gluteraldeído com óxido de zinco eugenol na pulpotomia de molares decíduos.EndodDent Traumatol1999.

83. Huth KC, Khatar NH, Wolf P, Ilie N, Hickel R, Paschos E.Eficácia a longo prazo de quatro técnicas de pulpotomia: 3-year randomised controlled trial.Clin Oral Invest 2012;16(4):1243-1250.

84. Godhi B, Sood PB, Sharma A.Effects of mineral trioxide aggregate and formocresol on vital pulp after pulpotomy of primary molars: An *in vivo* study.Clin Dent 2011; 2(4): 296-301.

85. Ibricevic H, Qumasha al-jame. Sulfato férrico como agente de pulpotomia em dentes decíduos: 20 meses de acompanhamento clínico. J ClinPed Dent 2000;24(4):269-272.

86. Granjeiro JM,Oliveira RC, Valenzuela, SogayarMC, Taga R. Proteínas morfogenéticas ósseas: da estrutura ao uso clínico. Braz J Med Biol Res 2005;38(10):1463-1473.

87. Fadavi S, Anderson AW, Punwani IC. Osso liofilizado em procedimentos de pulpotomia em

macaco. J Ped1989;13(2):108-22.

88. Melhoria da cicatrização de feridas de polpa dentária no cão através de uma solução de colagénio enriquecida como agente de cobertura. Arquivos de biologia oral, 1981

89. Solução de colagénio enriquecido como penso pulpar em dentes pulpotomizados de macacos, 1984, ped dent

90. Nevins AJ, Laporta RF, Borden BG, Spangberg LS. Pulpotomy and partial pulpectomy procedures in monkey teeth using cross linked collagen-calcium phosphate gel. Cirurgia oral, medicina oral, patologia oral 1980

91. Seow WK, Thong YH. Avaliação do novo agente anti-inflamatório tetradina como medicamento de pulpotomia num modelo canino. PedDent 15(4):260-266

92. Shirazi AS, Rezaifar M, Talebi M, Mortazavi A, Malekabadi KS. Aplicação do sistema de ligação como material de sub-base após tratamento electrocirúrgico de pulpotomia em dentes decíduos: uma nova técnica.Iran J MedHypoth Id 2009.

93. Rao A, Rao A, Shenoy R. Mineral trioxide aggregate-A Review. J ClinPediatr Dent.2009;34(1)1-7

94. Kabaktchieva R, Gateva N. Pulpotomia vital em dentes decíduos com agregado de trióxido mineral. J IMAB 2009;102-109

95. Haghgoo R, Abbasi F. A Histopathological Comparison of Pulpotomy with Sodium Hypochlorite and Formocresol. Iran Endod J 2012;7(2):60-62.

96. Odabas ME, Cinar C, Tulunoglu O, Isik B.A new haemostatic agent's effect on the success of calcium hydroxide pulpotomy in primary molars. Pediatr dent 2011;33(7):529-34.

97. Shayegan A, Jurysta C, Atash R, Petein M, Abbeele Av. Biodentine usado como agente de capeamento pulpar em dentes primários de porco. Pediatric dent.2012;34(7):e202-8.

98. Yaman E, Gorken F, Erdem AP, Sepet E, Aytepe Z.Efeitos do extrato de plantas medicinais populares Ankaferd Blood Stopperin vital pulpotomia molar primária.EurArch Paediatr Dent 2012;13 (4): 196-201

99. Praveen P, Anantharaj A, Venkataragahavan K, Rani PS, SudhirR, Jaya AR.Uma revisão dos materiais de obturação para dentes decíduos. *Streamdent 2011;1(3):1-3.*

100. Trairatvorakul C, Detsomboonrat P. Taxa de sucesso de uma mistura de antibióticos ciprofloxacina, metronidazol e minociclina utilizada no tratamento endodôntico sem instrumentação de molares primários mandibulares com envolvimento pulpar cariado. IntJ Paediatric Dent 2012;22:217-227.

101. Moskovitz M, Yahav D, Tickotsky N, Holan G. long term follow up of root canal treated primary molars. IntJ Paedtr Dent 2010; 20:207-213.

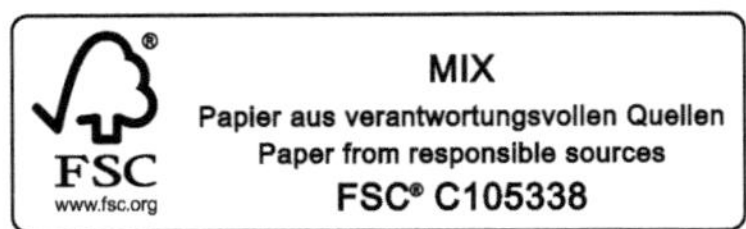

Printed by Books on Demand GmbH, Norderstedt / Germany